国家973计划项目

"中医临床各科诊疗理论框架结构研究"成果

金元四大家医书校注丛书

石 岩 总主编

局 方 发 挥

元·朱震亨 著

艾 华 校注

科学出版社

北 京

内 容 简 介

　　《局方发挥》系元代著名医家朱震亨（字彦修，号丹溪先生）代表作之一。作者以《内经》理论及仲景学说、河间之学等为依据，针对《和剂局方》辛香燥热之偏，以问答形式进行论辩和质疑。全书共论述三十一条，每条均先设"或问"提出问题，然后阐发作者见解，分析利弊，阐明医理。作者强调人体的生理功能、病理变化千差万别，医之关键在于随机应变。批评《和剂局方》只在方后记述主治的证候、药物剂量、修制服用的方法，却不议论病因病机，是用一方通治诸病，用不变之成方以应千变万化之病情。作者立足于河间火热论阐述病因病机及治法，批评当时医学界滥用辛香燥热之品和不研求医理的社会习俗，其主旨在于阐述滋阴派的学术观点和辨证论治的精神。

　　本书适用于中医医史文献和临床工作者阅读，也可供中医爱好者参考。

图书在版编目（CIP）数据

局方发挥 /（元）朱震亨著；艾华校注. —北京：科学出版社，2021.7
（金元四大家医书校注丛书 / 石岩总主编）
ISBN 978-7-03-069294-8

　Ⅰ . ①局…　Ⅱ . ①朱…　②艾…　Ⅲ . ①医案–汇编–中国–元代
Ⅳ . ①R249.47

中国版本图书馆 CIP 数据核字（2021）第 122703 号

责任编辑：刘　亚 / 责任校对：蒋　萍
责任印制：徐晓晨 / 封面设计：黄华斌

科 学 出 版 社 出版

北京东黄城根北街 16 号
邮政编码：100717
http://www.sciencep.com

北京中科印刷有限公司 印刷
科学出版社发行　各地新华书店经销

*

2021 年 7 月第 一 版　开本：720×1000　1/16
2021 年 7 月第一次印刷　印张：4
字数：61 000
定价：**39.00 元**
（如有印装质量问题，我社负责调换）

丛书编委会

总 主 编　石　岩

副总主编　刘庚祥　傅海燕　杨宇峰

编　　委　（以姓氏笔画为序）

马　丹　王　雪　王宏利　王蕊芳

艾　华　曲妮妮　吕　凌　闫海军

杨宇峰　谷　松　谷建军　张　华

陈　雷　邰东梅　尚　冰　季顺欣

赵鸿君　战佳阳　曹　瑛

总前言

中医药学是一个伟大的宝库，其学术源远流长，其理论博大精深，其学说百家争鸣。若要真正掌握其思想精髓，灵活应用以治病救人，非熟读、领悟历代医学经典别无他路。国家中医药管理局因此提出"读经典，做临床"的口号，以倡导中医界的同事、学子，认真研读历代有代表性的中医典籍，以提高中医理论与临床水平。

金元时期是中医药学迅速发展的时期。受宋明理学的影响，中医药学针对宋以前的诊疗模式、临症方法展开了学术争鸣，全面探究病因病机理论，形成了新的外感内伤病机学说，即金元四大家的学术争鸣。他们对宋以前那种"方证相应""以方名证"，临证辨识"方证"的诊疗模式提出了挑战，开始大量使用《内经》阴阳五行、脏腑气血学说探讨病因病机，推导和辨析临症证候及症状发生和变化的机理。

金元四大家以刘完素为首。刘完素，字守真，自号通玄处士。河间人（今河北省河间县），故尊称刘河间。他在精研《素问》《伤寒论》的基础上，以"火热论"阐发六气病机，提出了"六气皆从火化"的著名论点，力主寒凉治病，创立了寒凉学派。主要著作有《素问玄机原病式》《黄帝素问宣明论方》和《素问病机气宜保命集》。

张从正，字子和，自号戴人。睢州考城人（今河南睢县、兰考一带）。私淑刘河间，治病宗河间寒凉之法，又发展河间寒凉学派为以寒凉攻邪为特点的攻邪学派。他认为疾病"或自外而入，或由内而生，皆邪气也"，邪留则正伤，邪去则正安，故治疗上以汗、吐、下三法攻除疾病。其代表作为《儒门事亲》。

李杲，字明之，真定人（今河北正定），居于东垣地区，晚号东垣老人。师事张元素，依据《内经》以胃气为本的理论，提出了"内伤脾胃，百病由生"的观点，治疗上强调调理脾胃，升提中气，创立了补土学派。其代表作为《脾胃论》

《内外伤辨惑论》和《兰室秘藏》。

朱震亨，字彦修，婺州义乌人（今浙江义乌市），其乡有小河名丹溪，故尊之为丹溪翁。丹溪师事罗知悌，又受到刘完素、张从正、李杲三家学说的影响及程、朱理学的影响，倡导"阳常有余，阴常不足"和"相火"易于妄动耗伤精血的观点，治疗上主张滋阴降火，善用滋阴降火药，后世称其学术流派为养阴派。丹溪的著作，以《局方发挥》《格致余论》和《金匮钩玄》为代表，而《丹溪心法》等则为其门人弟子整理其学术经验而成书。

金元四大家及其传承弟子经过不断的研究、探讨与实践，构建了当时中医学临症诊疗模式及临症的基本理论框架，即"时方派"的特色学术。时方派的理论、实践及诊疗模式是在宋代医学着重方剂的收集、整理、汇总的基础上，又在临症理论、诊疗模式方面进行了一次更深入的研讨、辨析与提高，把古代有着各自发展轨迹的"医经理论"与"经方实践"在方法上进行了相融的构建，形成了金元时期用医经理论推导、辨析、诠释"方"与"证"之间关系的辨（病机）证施治的基本模型。这种初始的模型经过后世的不断发展、完善，逐渐丰富它的理论框架，形成了后世中医学临症的主流模式，亦是我们现代中医临症官方的主流模式。因此，认真研读金元四大家的著作，探讨金元时期学术争鸣的起因与内涵，辨析当时临症模式转换的背景及辨（病机）证施治的形成与发展，对于我们研究现代中医临症的诊疗模式，临症理论的框架结构具有不可或缺的意义。

作为国家重点研究课题 973 项目的一部分，我们汇集了金元四大家有影响的代表作 11 部及从诸书中汇总的《朱丹溪医案拾遗》1 部，编辑成"金元四大家医书校注丛书"。通过筛选好的底本，配合校勘讹误，注释疑难，诠释含义等方式，深入准确地理解原著内容，以期方便读者学习了解金元四大家医书的内容。同时从学说的源流、背景、学术特色及对后世的影响等方面，对各书进行了系统研究。

不过限于水平，错误与疏漏之处在所难免，切望广大专家、读者批评指正。

编　者

2020 年 10 月

校注 ● 说明

　　《局方发挥》一卷，元代朱震亨（字彦修，号丹溪先生）著，成书于元至正七年（1347年）。本次整理方法如下：

　　一、以辽宁中医药大学馆藏清光绪七年（1881年）云林阁《东垣十书》本为底本，以吴门德馨堂刻本《东垣十书》本为主校本，以《古今医统正脉全书》本、《四库全书》本等为参校本，另据《伤寒论》《金匮要略》《素问玄机原病式》《和剂局方》等书进行他校。

　　二、补录了《四库全书总目提要》中《局方发挥》提要和嘉靖四十年《浙江通志》中有关朱丹溪的记载，以便了解其书、其人。

　　三、对书中字词进行了详细注释，以方便读者阅读。

　　四、将全书分为七部分，在对每一部分中的每一个绪论和每一个问答进行逐一地分析探索的基础上做出按语，后附"《局方发挥》独特的诊疗理论研究"一文，以期全面、系统地了解掌握本书的主旨、思想内容和学术特点，为研习该书以及探讨朱丹溪学术思想提供参考。

　　因水平所限，疏漏之处在所难免，望广大读者指正。

校注者

2020年12月

目　录

提　　要

　　《局方发挥》一卷，元朱震亨撰。以《和剂局方》不载病源，止于各方下条列证候，立法简便而未能变通，因一一为之辨论，大旨专为辟^①温补、戒燥热而作。张介宾《景岳全书》云：《局方》一书，宋神宗（按：此方成于徽宗之时，介宾以为神宗，殊为舛误，谨附于订于此。）诏天下高医奏进而成，虽其中有过于粉饰者，神效之方，亦必不少，岂可轻议？其意颇不以震亨为然。考震亨之学，出于宋内官^②罗知悌，知悌之学距河间刘完素仅隔一传^③。完素主于泻火，震亨则主于滋阴，虽一攻其有余，其剂峻利，一补其不足，其剂和平，而大旨不离其渊源。故于《局方》香窜燥烈诸药，谆谆致辨。明^④以来沿其波者^⑤，往往以黄柏、知母戕伤^⑥元气。介宾鉴其末流^⑦，故惟以益火为宗，掊击^⑧刘、朱不遗余力。其以冰雪凛冽为不和，以天晴日暖为和，取譬固是，然清风凉雨亦不能谓之不和，铄石流金^⑨亦不能强谓之和，各明一义而忘其各执一偏，其病实相等也。故介宾之说，不可不知，而震亨是编^⑩，亦竟不可废焉。

『注释』

①辟（pì 譬）：批驳，驳斥。

②内官：内侍，即宦官。

③隔一传：指刘完素传于荆山浮屠，浮屠传于罗知悌。

④明：明代。

⑤沿其波者：沿袭朱丹溪学术流派的人。波，波流，此指学术流派。

⑥戕（qiāng 枪）伤：残害。戕，残害，损伤。

⑦鉴其末流：使沿袭朱丹溪学术流派的后人得以借鉴。末流，后辈，后人。

⑧掊（pǒu）击：抨击。

⑨铄石流金：高温熔化金石。形容天气酷热。

⑩是编：这部书，指《局方发挥》。

『按语』

本文选自《四库全书总目提要》，概述了《局方发挥》成书的原因。元代朱丹溪继承金代刘河间的火热论，倡"相火易动"及"阳有余阴不足"二论，善用滋阴降火，是滋阴派的代表人物。《局方发挥》一书以此为指导思想，批驳《局方》用药偏燥热。明代张景岳对朱丹溪的学术观点持强烈的反对态度，提出"阳非有余，真阴不足"的理论，尤其反对以知母、黄柏泻火滋阴的方法，善用温补，是温补派的代表人物。《景岳全书·传忠录》有专文"辨丹溪"九条，又有"阳不足再辨"。"质疑录"也对丹溪"阳常有余""气有余即是火"等论提出质疑。本文认为二家即是"各明一义"，又是"各执一偏"，均"不可废"。

嘉靖四十年《浙江通志》

嘉靖四十年①《浙江通志》：朱震亨，字彦修，元时义乌②人。少有美才，为③诗律赋，刻烛而成④，已而弃去⑤。尚侠气，不肯屈人下。时许谦⑥讲学八华山中，弟子无虑⑦数百，震亨叹曰：丈夫不务闻道⑧而侠气是尚⑨，不亦惑乎！乃抠衣往事之⑩，由是抑其疏豪以归夷粹⑪，不敢稍有自恕⑫。幼以母病脾，颇习医，后益研究之。宋宝祐⑬中有寺⑭人曰罗知悌者，精于医，得刘守真、李杲、张从正术，然性倨甚，彦修往谒之，十往返不能通，日拱立门下，大风雨不少易⑮，知悌始见之。一见如故交，为言医之要必本于《素问》、《难经》，而湿热相火为病最多。且曰：长沙之书详于外感，东垣之书详于内伤，必两尽之⑯，方无憾也。于是彦修心会神得，学成而归。乡之诸医咸惊服，四方请候⑰无虚日。著《伤寒论辨》⑱若干卷、《格致余论》若干卷、《局方发挥》若干卷、《宋论》一卷、《外科精要》若干卷、《本草衍义补遗》若干卷，凡七种，微文奥义，多前人所未发者，四方传习之，恒称之曰丹溪先生。

『注释』

①嘉靖四十年：公元 1561 年。嘉靖，明世宗年号。

②义乌：婺州所辖县名，即今义乌市。

③为：创作。

④刻烛而成：意为烧一寸烛的时间便完成。刻烛：《南史·王僧孺传》曰："竟陵王子良尝夜集学士，刻烛为诗，四韵者则刻一寸，以此为率。文琰曰：'顿烧一寸烛，而成四韵诗，何难之有。'"后因以喻诗才敏捷。

⑤已而弃去：后来放弃了。指丹溪先生放弃了科举考试的学业。

⑥许谦：字益之，自号白云山人，世称白云先生，卒谥文懿，金华人，元代理学家。

⑦无虑：大约；总共。

⑧不务闻道：不求领悟某种道理。

⑨侠气是尚：即"尚侠气"。

⑩乃抠衣往事之：于是恭敬地前往许谦那里从师求学。抠衣，提起衣服前襟，表示恭敬。事，谓从师求学。

⑪夷粹：平和纯正。

⑫自恕：宽恕自己。

⑬宝祐：宋理宗年号。公元 1253～1258 年。

⑭寺：同"侍"。

⑮不少易：指朱丹溪求见罗知悌的决心一点儿也不改变。

⑯必两尽之：一定要两方面全部掌握。尽，全部，完备。

⑰请候：请迎。候，迎候，迎接。

⑱《伤寒论辨》：又《伤寒辨疑》。

『按语』

朱震亨(1281～1358 年)，字彦修，世居今浙江省义乌市赤岸镇，其地有水名丹溪，学者尊称其为丹溪翁。其父系诗书传家，为当地望族，其母也出身于诗礼世家。15 岁父亲病故，家道中衰，母亲对其教育严而有恩。他自幼好学，每日记诵千余字的文章，跟从家乡的老师修习科举考试的功课。36 岁师事于金华理学大师许谦。34 岁时科举恢复，曾在 37 岁、40 岁两次参加乡试，由于蒙古贵族对汉人施加种种限制和歧视而失利。《格致余论·自序》云："震亨三十岁时，因母之患脾疼，众工束手，由是有志于医，遂取《素问》读之，三年似有所得。又二年母氏之疾，以药而安。"后因许文懿卧病久，请丹溪从事医道以疗其疾，开始认识到为官为医皆可以"推及物之仁"，便专心致力于医学。宋代盛行《局方》，丹溪也曾昼夜学习，后来意识到"操古方以治今病，其势不能以尽合"，则"治装出游"，历尽艰辛，终于在 45 岁时得以拜罗知悌为师。他提出"相火易动"和"阳有余阴不足"的观点，主要基于以下四个方面：一是对刘、张、李"三家之论，去其短而用其长"。二是"复参之以太极之理"，即援理入医。三是"贯穿《内经》之言"。四是结合江南气候湿热的地理特点和人多情欲易戕伐气血的社会现象。有关朱丹溪之生平，可参见戴良的《丹溪翁传》和宋濂的《故丹溪先生朱公石表辞》。

局方发挥原文及注释*

『 原文 』

《和剂局方》①之为书也，可以据证检方，即②方用药，不必求医，不必修制，寻③赎④见⑤成丸散，病痛便可安痊。仁民之意可谓至矣！自宋迄今，官府守之以为法，医门传之以为业，病者恃⑥之以立命，世人习之以成俗。然予窃⑦有疑焉。何者？古人以神、圣、工、巧言医，又曰医者意也。以其传授虽的⑧，造诣虽深，临机应变，如对敌之将，操舟之工，自非⑨尽君子随时反⑩中之妙，宁⑪无愧于医乎？今乃集前人已效之方，应今人无限之病，何异刻舟求剑，按图索骥，冀⑫其偶然中⑬，难矣！

『 注释 』

①《和剂局方》：原为北宋太医局熟药所的成药处方集，共十卷，首次颁行于元丰三年（1080 年），书名为《太医局方》；崇宁年间（1102～1106 年）熟药所增设"和剂""惠民"诸局，药方有所增加；大观年间（1107～1110 年）由陈师文、裴宗元等奉命校正、增补成五卷，载方二百九十七首；南宋绍兴二十一年（1151 年）药局改名为"太平惠民局"，书名亦随之改为《太平惠民和剂局方》，简称《和剂局方》或《局方》。后又经多次校注、增补，今之通行本为十卷、十四门、七百八十八方，附《指南总论》三卷。

②即：按照，依据。

③寻：随即。

④赎（shú 熟）：赎换。此意为买。

⑤见：同"现"。现成。

⑥恃：依赖，依仗。

⑦窃：私下。谦辞。

⑧的：正确。

⑨自非：如果不是。

---

⑩反：清吴门德馨堂刻本作"取"。

⑪宁：难道。

⑫冀：希望。

⑬偶然中：清吴门德馨堂刻本作"偶中也"。

『按语』

《局方》是宋政府组织编修，并以官方医疗机构的标准处方集形式颁布的，患者可据病症选用成药。因其具有权威性和便捷性而风行一时，进而产生了诸多弊端。

丹溪先生著此《局方发挥》，是向权威挑战，旨在纠正时弊。全书可分七部分，每部分大多设有绪论，继以问答形式展开论辩和质疑。共设三十一个问答。

该段是本书第一部分的绪论，也是全书的引言。丹溪先生首先强调"医者意也"，医之关键在于随机应变。如果用不变之成方应对千变万化之病情，则犹如刻舟求剑，按图索骥。

『原文』

或^①曰：仲景治伤寒，著一百一十三方；治杂病，著《金匮要略》曰^②二十有三门。历代名方，汗牛充栋，流传至今，明效大验，显然耳目。今吾子^③致疑于《局方》，无乃^④失之谬妄乎？

予曰：医之视病问证，已得病之情矣。然病者一身，血气有浅深，体段有上下，脏腑有内外，时月有久近，形志有苦乐，肌肤有厚薄，能^⑤毒有可否，标本有先后，年有老弱，治有五方，令有四时；某药治某病，某经用某药；孰为正治反治，孰为君臣佐使。合是^⑥数者，计较分毫^⑦；议方治疗，贵乎适中。今观《局方》，别无病源议论，止^⑧于各方条述证候，继以药石之分两，修制药饵之法度，而又勉其多服、常服、久服。殊不知一方通治诸病，似乎立法简便，广络原野，冀获一二^⑨，宁免^⑩许学士^⑪之诮^⑫乎？仲景诸方，实万世医门之规矩准绳也，后之欲为方圆平直者，必于是而取则焉。然犹设为问难，药作何应，处以何法。许学士亦曰：我善读仲景书而知其意，然未尝全用其方。《局方》制作将拟仲景耶？故不揣^⑬荒陋，敢陈管见，倘蒙改而正诸，实为医道之幸。

『注释』

①或：有的人。虚指代词。

②曰：清吴门德馨堂刻本无此字。

③吾子：您。对对方的敬称，一般用于男子之间。

④无乃：相当于"莫非""恐怕是"。表示委婉测度的语气。

⑤能：通"耐"。

⑥是：此，这。

⑦计较分毫：此指为了正确诊治而不放过任何细微之处。

⑧止：仅，只。

⑨二：清吴门德馨堂刻本作"兔"。

⑩免：逃避。

⑪许学士：即南宋医学家许叔微，曾任集贤院学士，人称"许学士"。

⑫诮（qiào 窍）：责备。

⑬不揣：不自量。自谦之词。

『 按语 』

仲景之后至隋唐，医学发展的特点是在实践方面积累了丰富的经验，有《千金方》《外台秘要》《圣惠方》《圣济总录》等方书出现，而医学理论的发展却相对滞后。《局方》是对繁多的方剂进行筛选和鉴定，使之由博反约，对医学的发展起到了一定的积极作用，但却墨守成法。丹溪先生集刘河间、张子和、李东垣三家医学理论探索之大成，创"相火""阳有余阴不足"之论。

本段属第一部分，是为阐明该书主旨所设的问答。丹溪先生强调人体的生理功能、病理变化千差万别，治疗各异。批评《局方》只在方后记述主治的证候、药物剂量、修制服用的方法，却不议论病因病机，是用一方通治诸病。赞扬仲景诸方为万世法，善用者用其法，"未尝全用其方"。

『 原文 』

今世所谓风病，大率①与诸痿证滚②同论治，良③由《局方》多以治风之药，通治诸痿也。古圣④论风、论痿，各有篇目，源流不同，治法亦异，不得不辨。按《风论》⑤，风者，百病之长，至其变化，乃为他病。又曰善行数变，曰因于露风，曰先受邪，曰在腠理，曰客，曰入，曰伤，曰中。历陈⑥五脏与胃之伤⑦，皆多汗而恶风。其发明⑧风邪系外感之病，有脏腑、内外、虚实、寒热之不同，若是之明且尽也。别无瘫痪、痿弱、卒中不省、僵仆、喝斜、挛缩、眩晕、语涩、不语之文。

新旧^⑨所录，治风之方凡十道，且即至宝丹、灵宝丹^⑩论之曰，治中风不语^⑪，治中风语涩^⑫。夫不语与语涩，其^⑬可一例^⑭看乎？有失音不语，有舌强不语，有神昏不语，有口禁不语。有舌纵语涩，有舌麻语涩。治大肠风秘。秘有风热，有风虚，曾谓一方可通治乎？又曰治口鼻出血。夫口鼻出血，皆是阳盛阴虚，有升无降，血随气上，越出上窍。法当补阴抑阳，气降则血归经，岂可以轻扬飞窜之脑^⑮、麝，佐之以燥悍之金石乎？又曰治皮肤燥痒。《经》曰诸痒为虚，血不荣肌腠，所以痒也。当与滋补药以养阴血，血和肌润，痒自不作。岂可以一十七两重之金石，佐以五两重之脑、麝、香^⑯、桂^⑰，而欲以一两重之当归和血，一升之童便活血，一升之生地黄汁生血。夫枯槁之血果^⑱能和而生乎？果能润泽肌肉之干瘦乎？又曰治难产、死胎，血脉不行。此血气滞病也。又曰治神昏^⑲恍惚，久在床枕。此血气虚弱^⑳也。夫治血以血药，治虚以补药，彼燥悍香窜之剂，固可以劫滞气，果可以治血而补虚乎？

润体丸^㉑等三十余方，皆曰治诸风，治一切风，治一应风，治男子三十六种风。其为主治，甚为浩博，且寒热虚实，判然迥别，一方通治，果合《经》意乎？果能去病乎？

龙虎丹、排风汤，俱系治五脏风，而排风又曰风发^㉒，又似有内出之意。夫病既在五脏，道远而所感深，一则用麻黄三两以发其表，一则用脑、麝六两以泻其卫，而谓可以治脏病乎？借^㉓曰在龙虎则有寒水石一斤以为镇坠，在排风则有白朮、当归以为补养，此殆^㉔与古人辅佐因用之意合。吁！脏病属里而用发表泻卫之药，宁不犯诛伐无过之戒乎？宁不助病邪而伐根本乎？

骨碎补丸治肝肾风虚，乳香宣经丸^㉕治体虚，换腿丸治足三阴经虚。或因感风而虚，或因虚而感风。既曰体虚、肝肾虚、足三阴经虚，病非轻小，理宜补养。而自然铜、半夏、葳灵仙、荆芥、地龙、川楝、乌药、防风、牵牛、灵脂、草乌、羌活、石南、天麻、南星、槟榔等疏通燥疾之药，居补剂之大半，果可以补虚乎？

七圣散^㉖之治风湿流注，活血应痛丸之治风湿客肾经。卫^㉗汗以散风，导水以行湿，仲景法也。观其用药，何者为散风？何者谓行湿？吾不得而知也。

三生饮^㉘之治外感风寒，内伤喜怒，或六脉沉伏，或指下浮盛及痰厥气虚，大有神效。治外感以发散，仲景法也；治内伤以补养，东垣法也。谁能易之？脉之沉伏、浮盛，其寒热、表里、虚实之相远，若水火然，似难同药。痰厥因于寒或能成功，血气虚者何以收救？

已^㉙上诸疑，特^㉚举其显者耳！若毫分缕析，更仆未可尽^㉛也。姑用置之忘言^㉜。

『 注释 』

①大率（shuài 帅）：大抵，大致。

②滚：义同"混"。

③良：确实。

④古圣：指黄帝、岐伯。

⑤按《风论》：指考查《素问·风论》。按，考查。

⑥历陈：指《素问·风论》依次陈述。

⑦五脏与胃之伤：指《素问·风论》中的"五脏风""胃风"。

⑧发明：阐发说明。

⑨新旧：指《局方》的新本与旧本。

⑩至宝丹、灵宝丹：方见今之通行本《局方·卷之一·治诸风》中。

⑪中风不语：指《局方》至宝丹的主疗病症。下文的"大肠风秘""口鼻出血""难产""死胎""神昏恍惚"同。其中"中风不语"，今之通行本作"卒中急风不语"；"神昏恍惚"，作"神魂恍惚"。

⑫中风语涩：指《局方》灵宝丹的主疗病症。下文的"皮肤燥痒""血脉不行""久在床枕"同。其中"中风语涩"，今之通行本作"中风，手足不仁，言语謇涩"；"皮肤燥痒"，作"或痹袭皮肤，瘙痒如虫行"；"血脉不行"，后有"肉色干瘦"。

⑬其：犹岂，难道。

⑭一例：一律，同等。

⑮脑：龙脑。

⑯香：木香。

⑰桂：肉桂。

⑱果：果真，当真。

⑲昏：清吴门德馨堂刻本作"魂"。

⑳弱：清吴门德馨堂刻本作"病"。

㉑润体丸：方见今之通行本《局方·卷之一·治诸风》中。下文的"龙虎丹""排风汤""骨碎补丸"同。

㉒风发：见于排风汤的主治病症中。如"肝风发则面青心闷……""心风发则面赤翕然而热……"。风，指五脏之风。发，指发生，发作。

㉓借：借故。

㉔殆：大概。

㉕乳香宣经丸：方见今之通行本《局方·卷之一·治诸风·吴直阁增诸家名方》中。下文的"换腿丸"同。

㉖七圣散：方见今之通行本《局方·卷之一·治诸风·绍兴续添方》中。下文的"活血应痛丸"同。

㉗卫：清吴门德馨堂刻本作"微"。

㉘三生饮：方见今之通行本《局方·卷之一·治诸风·淳祐新添方》中。

㉙已：通"以"。

㉚特：只，仅。

㉛更仆未可尽：即"更仆难尽"。形容问题繁多，数不胜数。

㉜置之忘言：即"置之不论"。

『 按语 』

这段是本书第二部分的绪论。

丹溪先生指出由于《局方》用治风之药通治诸痿证，而造成世人将风病同诸痿证混淆。认为《素问·风论》所论的风是指外感，"无瘫痪、痿弱……语涩、不语之文"。对《局方》至宝丹、灵宝丹所治病症逐一辨析，进而可见《局方》以一方通治且用药燥悍香窜的弊端。

接着又进一步举例质疑《局方》润体丸等方，言治一切风，却不辨寒热虚实；龙虎丹、排风汤，言治五脏风，脏病属里，却用发表泻卫之药；骨碎补丸、乳香宣经丸、换腿丸，均言治虚证，却多疏通燥悍之药；七圣散、活血应痛丸，言治风湿，却无散风、行湿之品；三生饮所治之脉证更是表里、寒热、虚实相距甚远。

『 原文 』

或曰：吾子①谓《内经·风论》主于外感，其用麻黄、桂枝、乌、附辈将以解风寒也，其用脑、麝、葳灵仙、黑牵牛辈将以行凝滞也，子②之言过③矣。

予应④之曰：风病外感，善行数变，其病多实少虚，发表行滞，有何不可？治风之外，何为⑤又历述神魂恍惚、起便须⑥人、手足不随、神志昏愦⑦、瘫痪瘅曳⑧、手足筋衰、眩晕倒仆、半身不遂、脚膝缓弱、四肢无力、颤掉⑨拘挛、不语语涩、诸痿等证悉皆治之。

考诸痿论，肺热叶焦，五脏因而受之，发为痿躄^⑩。心气热，生脉痿，故胫纵不任地。肝气热生筋痿，故宗筋弛纵。脾气热，生肉痿，故痹而不仁。肾气热，生骨痿，故足不任身。又曰诸痿皆属于上^⑪。谓之上者，指病之本在肺也。又曰昏惑，曰瘛疭^⑫，曰瞀闷^⑬，曰瞀昧^⑭，曰暴病，曰郁冒^⑮，曰蒙昧，曰暴喑^⑯，曰瞀瘛^⑰，皆属于火。又曰四肢不举，曰舌本强，曰足痿不收，曰痰涎有声，皆属于土。又《礼记》注曰：鱼肉天产也，以养阳作阳德^⑱。以为^⑲倦怠，悉是湿热内伤之病，当作诸痿治之。何《局方》治风之方兼治痿者十居其九？不思诸痿皆起于肺热，传入五脏，散为诸证，大抵只宜补养。若以外感风邪治之，宁免实实虚虚之祸乎？

『 注释 』

① 吾子：您。对对方的敬称，一般用于男子之间。

② 子：相当于"您"。

③ 过：错。

④ 应：应声，回答。

⑤ 何为：即"为何"。

⑥ 须：须要，需要。

⑦ 昏愦：头昏心乱。

⑧ 觯曳（duǒ yè 朵叶）：肢体痿废貌。觯，松弛。曳，拖着，拖曳。

⑨ 颤掉：指头部或四肢掉摇抖动之症。掉，摇。

⑩ 痿躄（bì 闭）：手足痿废的通称。躄，足不能行。

⑪ 诸痿皆属于上：《素问·至真要大论》作"诸痿喘呕，皆属于上"。

⑫ 瘛（chì 斥）疭：即抽搐。筋急引缩为"瘛"，筋缓纵伸为"疭"，时引时伸曰"瘛疭"。

⑬ 瞀闷：即郁闷。瞀，郁闷。

⑭ 瞀昧：昏蒙迷惑，精神错乱。

⑮ 郁冒：气郁上冒。

⑯ 喑：嗓子哑，不能出声，即失音。

⑰ 瞀瘛：昏闷抽搐。

⑱ 阳德：阳气。

⑲ 以为：犹而为，成为。以，而，连词。

『按语』

丹溪先生曾在上文言："古圣……其发明风邪系外感之病"。在此对《局方·治诸风》的方剂中也有解风寒、行凝滞之品，予以认可，然对《局方》在治风之外，又言神魂恍惚……诸痿等证悉皆治之，提出质疑。

丹溪先生认为昏惑、瘛疭、瞀闷、暴喑等症皆属于火，四肢不举、舌本强、痰涎有声等症皆属于土，都是湿热内伤之病，当作诸痿治之。值得注意的是，丹溪称之为痿的症状在目前中医界仍作为中风的典型表现。

上文曾指出《局方》多以治风之药通治诸痿证。此处又提出质疑："何《局方》治风之方兼治痿者十居其九？"《素问·痿论》曰："五脏因肺热叶焦，发为痿躄"。据此他认为诸痿皆起于肺热，只宜补养，如果用治外感风邪之方治之，难免惹实实虚虚之祸。

『原文』

或曰：《经》曰：诸风掉眩，皆属于肝；诸暴强直，皆属于风。至于掉振不能久立，善暴僵仆，皆以为木病。肝属木，风者木之气。曰掉，曰掉振，非颤掉乎？曰眩，非眩晕乎？曰不能久立，非筋衰乎？非缓弱无力乎？曰诸暴强直，非不随乎？曰善暴僵仆，非倒仆乎？又曰瞀闷，曰瞀昧，曰暴病，曰郁冒、曚昧、暴瘖，曰瞀瘛，与上文所谓属肝、属风、属木之病相似，何为皆属于火？曰舌本强，曰痰涎有声，何为皆属于土？《痿论》俱未尝言及，而吾子合火土二家之病，而又与倦怠并言，总作诸痿治之，其将有说以通之乎[①]？

予应之曰：按《原病式》[②]曰风病多因热甚。俗云风者，言末而忘其本也。所以中风而有瘫痪诸证者，非谓肝木之风实甚而卒中之也，亦非外中于风[③]，良由将息失宜，肾水虚甚，则心火暴盛，水不制火也。火热之气怫郁[④]，神明昏冒，筋骨不用而卒倒无所知也。亦有因喜怒思悲恐五志过极[⑤]而卒中者。五志过，热甚故也。又《原病》曰：脾之脉，连舌本，散舌下。今脾脏受邪，故舌强。又河间曰：胃[⑥]膈热甚，火气炎上，传化失常，故津液涌而为痰涎潮上，因其稠粘难出故作声也。一以属脾，一以为胃热，谓之属火与土，不亦宜[⑦]乎。虽然岐伯、仲景、孙思邈之言风，大意似指外邪之感；刘河间之言风，明指内伤热证，实与《痿论》所言诸痿生于热相合。外感之邪有寒热虚实，而挟寒者多。内伤之热皆是虚证，无寒可散，无实可泻。《局方》本为外感立方，而以内伤热证滚[⑧]同出治，其为害也，似非细故[⑨]。

『注释』

①其将有说以通之乎：大概还需要解释而使问题彻底清楚吧？其，大概，或许。说，解释，说明。通，彻底明白，透彻清楚。

②《原病式》：指刘完素著的《素问玄机原病式》。下《原病》同。

③外中于风：原作"外于中风"，据清吴门德馨堂刻本改。

④怫郁：忧郁，心情不舒畅。

⑤极：原作"及"，据清吴门德馨堂刻本改。

⑥胃：原作"谓"，据《素问玄机原病式》改。

⑦宜：适宜，恰当。

⑧滚：义同"混"。

⑨细故：细小而不值得计较的事。

『按语』

本段承上文论辩了瞀瘛等症皆属于火、舌本强等症皆属于土的道理。认为刘完素所言的风是指内伤热证，与《素问·痿论》所言诸痿生于热相合。批评《局方》将外感与内伤混同出治，为害不小。

『原文』

或曰：风分内外，痿病因热，既得闻命①矣。手阳明大肠经，肺之腑也；足阳明胃经，脾之腑也。治痿之法，取阳明一经，此引而未发之言，愿明以告我。

予曰：诸痿生于肺热，只此一句，便见治法大意。经曰：东方实，西方虚，泻南方，补北方②。此固③是就生克言补泻，而大经大法不外于此。东方木，肝也。西方金，肺也。南方火，心也。北方水，肾也。五行之中，惟火有二，肾虽有二，水居其一，阳常有余，阴常不足。故《经》曰一水不胜二火④，理之必然。

肺金体燥而居上，主气，畏火者也。脾土性湿而居中，主四肢，畏木者也。火性炎上，若嗜欲无节，则水失所养，火寡于畏，而侮所胜，肺得火邪而热矣。木性刚急，肺受热则金失所养，木寡于畏而侮所胜，脾得木邪而伤矣。肺热则不能管摄一身，脾伤则四肢不能为用，而诸痿之病作。泻南方则肺金清，而东方不实，何脾伤之有⑤？补北方则心火降，而西方不虚，何肺热之有⑥？故阳明实则宗筋润，能束骨而利机关矣。治痿之法无出于此。

骆隆吉⑦亦曰：风火既炽，当滋肾水。东垣先生取黄柏为君，黄芪等补药之辅佐，以治诸痿，而无一定之方。有兼痰积者，有湿多者，有热多者，有湿热相半者，有挟气者，临病制方。其善于治痿者乎。

虽然药中肯綮矣，若将理失宜，圣医不治也。天产作阳，厚味发热，先哲格言。但是⑧患痿之人，若不淡薄食味，吾知其必不能安全也。

『注释』

①闻命：接受命令或教导。

②经曰……补北方：出《难经·七十五难》。

③固：本来。

④一水不胜二火：出《素问·逆调论》。

⑤何脾伤之有：即"有何脾伤？"。

⑥何肺热之有：即"有何肺热？"。

⑦骆隆吉：疑作"骆龙吉"，宋医家，著《内经拾遗方论》四卷。

⑧但是：凡是。

『按语』

丹溪先生阐发泻火补水为治痿之大法，继承东垣治痿之经验：取黄柏为君，黄芪等补药为辅佐。同时强调临病要视其兼挟而灵活制方，并告诫患痿之人须淡薄食味。

『原文』

或曰：小续命汤①与《要略》相表里，非外感之药乎？地仙丹②治劳伤肾惫，非内伤之药乎？其将何以议之？

予曰：小续命汤比《要略》少当归、石膏，多附子、防风、防己，果与仲景意合否也？仲景谓汗出则止药。《局方》则曰久服差③，又曰久病风阴晦时更宜与，又曰治诸风。似皆非仲景意。然麻黄、防己可久服乎？诸风可通治乎？

地仙丹既曰补肾，而滋补之药与僭④燥走窜之药相半用之，肾恶燥⑤，而谓可以补肾乎？借曰足少阴经非附子辈不能自达。八味丸仲景肾经药也，八两地黄以一两附子佐之。观此则是非可得而定矣，非吾之过论也。

『注释』

①小续命汤：方见今之通行本《局方·卷之一·治诸风》中。

②地仙丹：今之通行本《局方·卷之一·治诸风·续添诸局经验秘方》中作"经进地仙丹"。

③差：同"瘥"。

④僭：越分，过分。

⑤肾恶燥：出《素问·宣明五气论》。

『按语』

本段论辩小续命汤、地仙丹用药之非。

综观第二部分，是丹溪先生针对《局方·卷之一·治诸风》门展开的论辩和质疑。他认为岐伯、仲景、孙思邈所言之风属外感，刘河间所言之风指内伤热证，与《内经》痿证相合。立足于河间火热论阐述中风病因病机，提出泻火补水为治痿之大法，并强调视其兼挟而灵活制方。文中以至宝丹、润体丸等方为例，批评《局方》识证用药之非。

『原文』

又观治气一门①，有曰治一切气、冷气、滞气、逆气、上气，用安息香丸②、丁沉丸、大沉香丸、苏子丸、匀气散、如神丸③、集香丸、白沉香丸④、煨姜丸⑤、盐煎散⑥、七气汤、九痛温白丸⑦、生姜汤⑧。其治呕吐、膈噎也，用五膈丸、五膈宽中散、膈气散、酒癥丸、草豆蔻丸⑨、撞气丸、人参丁香散⑩。其治吞酸也，用丁沉煎丸、小理中丸。其治痰饮也，用倍术丸⑪、消饮丸、温中化痰丸⑫、五套丸⑬。且于各方条下，或曰口苦失味，曰噫酸，曰舌涩，曰吐清水，曰痞满，曰气急，曰胁下急痛，曰五心中热、口烂生疮，皆是明著⑭热证，何为率⑮用热药？

夫周流于人之一身以为生者，气也。阳往则阴来，阴往则阳来，一升一降，无有穷已。苟内不伤于七情，外不感于六淫，其为气也，何病之有⑯？今曰冷气、滞气、逆气、上气，皆是肺受火邪，气得炎上之化，有升无降，熏蒸清道，甚而至于上焦不纳，中焦不化，下焦不渗，展转传变，为呕，为吐，为膈，为噎，为痰，为饮，为翻胃，为吞酸。

夫治寒以热，治热以寒，此正治之法也。治热用热，治寒用寒，此反佐之法也。详味⑰前方，既非正治，又非反佐，此愚⑱之所以不能无疑也。

谨按《原病式》曰：诸呕吐酸，皆属于热；诸积饮痞膈中满，皆属于湿；诸气逆冲上，呕涌溢，食不下，皆属于火；诸坚痞腹满急痛，吐腥秽，皆属于寒。深契⑲仲景之意。

《金匮要略》曰：胸痹病，胸背痛，栝蒌薤白汤主之。胸痹，心痛彻背，栝蒌薤白半夏汤主之。心下痞气，气结在胸，胁下上逆抢心者，枳实薤白栝蒌桂枝汤主之。呕而心下痞者，半夏泻心汤主之。干呕而利者，黄芩加半夏生姜汤主之。诸呕吐，谷不得入者，小半夏汤主之。呕吐，病在膈上者，猪苓汤主之。胃反呕吐者，半夏参蜜汤主之。食已即吐者，大黄甘草汤主之。胃反，吐而渴者，茯苓泽泻汤主之。吐后欲饮者，文蛤汤主之。病似呕不呕，似哕不哕，心中无奈者，姜汁半夏汤主之。干呕，手足冷者，陈皮汤主之。哕逆者，陈皮竹茹汤主之。干呕下利者，黄芩汤主之。气冲上者，皂荚丸主之。上气脉浮者，厚朴麻黄汤主之。上气脉沉者，泽漆汤主之。大逆上气者，麦门冬汤主之。心下有痰饮，胸胁支满，目眩，茯苓桂术^⑳汤主之。短气有微饮，当从小便出之，宜茯苓桂术甘草汤，肾气丸亦主之。病者脉伏，其人欲自利，利者反快，虽利心下续坚满者，此为留^㉑饮欲去故也，甘遂半夏汤主之。病悬饮者，十枣汤主之。病溢饮者，当发其汗，宜大青龙汤，又宜用小青龙汤。心下有支饮，其人苦冒眩，泽泻汤主之。支饮胸满者，厚朴大黄汤主之。支饮不得息，葶苈大枣泻肺汤主之。呕家本渴，今反不渴，心中有支饮故也，小半夏汤主之。卒呕吐，心下痞，膈间有水，眩悸者，小半夏加茯苓汤主之。假令瘦人，脐下有悸者，吐涎沫而头眩，水也，五苓散主之。心胸有停痰宿水，自吐水后，心胸间虚，气满不能食，消痰气，令能食，茯苓饮主之。先渴后呕，为水停心下，此属饮家，半夏加茯苓汤主之。

观其微意，可表者汗之，可下者利之，滞者导之，郁者扬之，热者清之，寒者温之，偏寒偏热者反佐而行之，挟湿者淡以渗之，挟虚者补而养之。何尝例^㉒用辛香燥热之剂，以火济之火，实实虚虚，咎将谁执^㉓。

『注释』

①治气一门：指《局方·卷之三·治一切气》门。

②安息香丸：方见今之通行本《局方·卷之三·治一切气》中。此下的"丁沉丸""大沉香丸""苏子丸""匀气散""七气汤""五膈丸""五膈宽中散""膈气散"同。其中"苏子丸"作"紫苏子丸"。

③如神丸：方见今之通行本《局方·卷之三·治一切气·吴直阁增诸家名方》中。下"集香丸"同。

④白沉香丸：疑为今之通行本《局方·卷之三·治一切气·淳祐新添方》中的"白沉香散"。

⑤煨姜丸：方见今之通行本《局方·卷之三·治一切气·绍兴续添方》中。以下的"酒癥丸""撞气丸""丁沉煎丸""小理中丸"同。其中的"撞气丸"作"撞气阿魏丸"。

⑥盐煎散：方见今之通行本《局方·卷之三·治一切气·宝庆新增方》中。

⑦九痛温白丸：疑为今之通行本《局方·卷之三·治一切气》中的"九痛丸""温白丸"二方。

⑧生姜汤：疑为今之通行本《局方·卷之三·治一切气》中的"生气汤"。

⑨草豆蔻丸：疑为今之通行本《局方·卷之三·治一切气》中的"草豆蔻散"。

⑩人参丁香散：方见今之通行本《局方·卷之三·治一切气·新添诸局经验秘方》中。

⑪倍术丸：方见今之通行本《局方·卷之四·治痰饮》中。下"消饮丸"同。

⑫温中化痰丸：方见今之通行本《局方·卷之四·治痰饮·吴直阁增诸家名方》中。

⑬五套丸：方见今之通行本《局方·卷之四·治痰饮·淳祐新添方》中作"丁香五套丸"。

⑭明著：明显。

⑮率（shuài 帅）：一概，都。

⑯何病之有：即"有何病？"。

⑰味：体味，玩味。

⑱愚：我。自称之谦辞。

⑲契：符合。

⑳术：原作"枝"，据清吴门德馨堂刻本及《金匮要略方论》改。

㉑留：原作"流"，据《金匮要略方论》改。

㉒例：一概。

㉓执：拿，持。此指承担。

『 **按语** 』

这是第三部分的绪论。丹溪先生质疑《局方》：气病及呕吐、噎膈、吞酸、痰饮等明显是热证，为何用安息香丸、五膈丸、丁沉煎丸、倍术丸等热药？首先阐述其属热的机理，并以刘河间说为据，继而大量援引《金匮》中相关条文，归纳其治法，指责《局方》"用辛香燥热之剂，以火济之火，实实虚虚"。

『原文』

或曰：《脉诀》①谓热则生风，冷生气，寒主收引。今冷气上冲矣，气逆矣，气滞矣，非冷而何？吾子②引仲景之言而斥其非。然则诸气、诸饮、呕吐、反胃、吞酸等病，将③无寒证耶？

予曰：五脏各有火，五志激之，其火随起。若诸寒为病，必须身犯寒气，口得寒物，乃为病寒，非若诸火病自内作，所以气之病寒者，十无一二。

『注释』

①《脉诀》：此指高阳生所编的《王叔和脉诀》。
②吾子：您。对对方的敬称，一般用于男子之间。
③将：难道。

『按语』

丹溪先生认为：寒病必是身犯寒气，口得寒物；各种火热病是自内而作。气病多属热，属寒者十无一二。

『原文』

或曰：其余痰气，呕吐吞酸，噎膈反胃，作热作火论治，于理可通。若病人自言冷气从下而上者，非冷而何？

予曰：上升之气，自肝而肺①，中挟相火，自下而出，其热为甚，自觉其冷。非真冷也，火极似水，积热之甚，阳亢阴微，故见此证。冷生气者，出高阳生②之谬言也。若病果因感寒，当以去寒之剂治之，何至例用辛香燥热为方，不知权变，宁③不误人！

『注释』

①肺：清吴门德馨堂刻本作"出"。
②高阳生：六朝人。一作五代人。曾将王叔和撰的《脉经》编成歌诀，名曰《王叔和脉诀》，简称《脉诀》。
③宁：难道。

『按语』

丹溪先生认为："若病人自言冷气从下而上者"，也属"火极似水，积热之甚"，并非真冷。高阳生《脉诀》中所云"冷生气"是谬言。

『原文』

或曰：气上升者，皆用黑锡丹①、养正丹、养气丹②等药以为镇坠。然服之者，随手得效，吾子以为热甚之病，亦将③有误耶？

予曰：相火之外，又有脏腑厥阳之火。五志之动，各有火起。相火者，此《经》所谓一水不胜二火之火，出于天造。厥阳者，此《经》所谓一水不胜五火④之火，出于人欲。气之升也，随火炎上，升而不降，孰能御⑤之？今人欲借丹剂之重坠而降之。气郁为湿痰，丹性热燥，湿痰被劫，亦为暂开，所以清快。丹药之法⑥，偏助狂火，阴血愈耗，其升愈甚。俗人喜温，迷而不返，被此祸者，滔滔皆是。

『注释』

①黑锡丹：方见今之通行本《局方·卷之五·治痼冷·吴直阁增诸家名方》中。下"养正丹"同。
②养气丹：方见今之通行本《局方·卷之五·治诸虚·宝庆新增方》中。
③将：大概。
④一水不胜五火：出《素问·解精微论》。
⑤御：制止。
⑥丹药之法：清吴门德馨堂刻本作"丹毒之发"。

『按语』

丹溪先生首先提出人体水不胜火，气升火炎。进而说明用黑锡丹等重坠丹剂，治疗气上升之病，随手而效，其原因是"气郁为痰湿，丹性热燥，湿痰被劫，亦为暂开，所以清快"。然后指出丹药助火，"阴血愈耗，其升愈甚"。

『原文』

或曰：丹药之坠，欲降而升，然则如之何则可①？

予曰：投以辛凉，行以辛温，制伏肝邪。治以咸寒，佐以甘温，收以苦甘，和以甘淡，补养阴血，阳自相附，阴阳比和，何升之有②？先哲格言，其则不远，吾不赘及。

『注释』

①然则如之何则可：既然这样，那么怎样才行。
②何升之有：即"有何升？"，有什么可以升的呢？

『按语』

本段承上文指出治疗气升之病的基本法则。

『原文』

或曰：吐酸，《素问》明以为热，东垣又言为寒何也？

予曰：吐酸与吞酸不同，吐酸是吐出酸水如醋，平时津液随上升之气郁积而成，郁积之久，湿中生热，故从火化，遂作酸味，非热而何？其有积之于久，不能自涌而出，伏于肺①胃之间，咯不得上，咽不得下，肌表得风寒则内热愈郁，而酸味刺心，肌表温暖，腠理开发，或得香热汤丸，津液得行，亦得暂解，非寒而何？

《素问》言热者，言其本也；东垣言寒者，言其末也。但东垣不言外得风寒，而作收气立说，欲泻肺金之实；又谓寒药不可治酸，而用安胃汤、加减二陈汤，俱犯丁香，且无治热湿郁积之法，为未合《经》意。

予尝治吞酸，用黄连、茱萸②各制炒，随时令迭③为佐使，苍术、茯苓为主病，汤浸炊饼④为小丸吞之。仍教以粗食蔬菜自养，则病易安。

『注释』

①肺：清吴门德馨堂刻本作"脾"。
②黄连、茱萸：为左金丸方，出《丹溪心法》。
③迭：更替，轮流。
④炊饼：蒸饼。即笼蒸之麦制食品。

『 按语 』

丹溪先生首先论述吐酸的病机是津液郁积生热，得热可暂缓；继而认为《素问》是言其本，东垣是言其末；然后指出东垣之治法不合《内经》意；最后简介自己治疗吞酸的经验。

『 原文 』

或曰：苏合香丸①，虽是类聚香药，其治骨蒸、殗殢②、月闭、狐狸等病，吾子以为然乎③？

予曰：古人制方，用药群队者，必是攻补兼施，彼此相制，气味相次，孰为主病，孰为引经，或用正治，或用反佐，各有意义。今方中用药一十五味，除白术、朱砂、诃子共六两，其余一十二味，共二十一两，皆是性急轻窜之剂，往往用之于气病与暴仆昏昧之人，其冲突经络，漂荡气血，如④摧枯拉朽⑤然。不特此⑥也。至如⑦草豆蔻散⑧，教人于夏月浓煎以代热⑨水。夫草豆蔻，性大热，去寒邪，夏月有何寒气而欲多服？缩脾饮⑩用草果，亦是此意。且夏食寒，所以养阳也。草豆蔻、草果，其⑪食寒之意乎？

不特此也，抑又有甚者焉。接气丹⑫曰阳气暴绝。当是阴先亏，阴先亏则阳气无所依附，遂致飞越而暴绝也。上文⑬乃曰阴气独盛。阴气若盛，阳气焉有暴绝之理？假令阳气暴绝，宜以滋补之剂保养而镇静之。庶乎⑭其有合⑮夏食寒，以为养阳之本，何至又服辛香燥热之剂乎？且此丹下咽，暴绝之阳果能接乎？孰为是否⑯，君其筹之⑰。

『 注释 』

①苏合香丸：方见今之通行本《局方·卷之三·治一切气》中。

②殗（yè 叶）殢（yè 叶）：古病名。指传尸（互相传染的消耗性疾病，类似于结核病）之初起不甚者。见《外台秘要·传尸方》。

③吾子以为然乎：您认为正确吗？

④如：原作"枯"，据清吴门德馨堂刻本改。

⑤摧枯拉朽：摧折枯枝腐木。比喻极容易办到。

⑥不特此：不仅如此。

⑦至如：连词，表示另提一事。

⑧草豆蔻散：方见今之通行本《局方·卷之三·治一切气》中。

⑨热：清吴门德馨堂刻本作"熟"。

⑩缩脾饮：方见今之通行本《局方·卷之二·治伤寒》中。

⑪其：难道。副词，表反诘。

⑫接气丹：方见今之通行本《局方·卷之五·治诸虚·淳祐新添方》中。

⑬上文：指《局方》接气丹的主治病症中"阳气暴绝"的上文。

⑭庶乎：犹言庶几乎。近似，差不多。

⑮合：整个。

⑯孰为是否：哪个正确，哪个错误。

⑰君其筭之：您当核算啊。其，犹当，可。筭，同"算"。

『 按语 』

丹溪先生认为：苏合香丸是性急轻窜之剂，用于气病与暴仆昏眛之人，易冲突经络，漂荡气血。草豆蔻散、缩脾饮用于夏月不妥。对接气丹既言治阳气暴绝，又言治阴气独盛，提出质疑：阴气若盛，阳焉有暴绝之理？阳气暴绝，岂能用辛香燥热之剂？

『 原文 』

或曰：《局方》言阴胜，阴邪盛也。阴邪既盛，阳有暴绝之理。子之所言，与阳气相对待之阴也。果有阴亏而阳绝者，吾子其能救之乎？

予曰：阴阳二字固以对待而言，所指无定在，或言寒热，或言血气，或言脏腑，或言表里，或言动静，或言虚实，或言清浊，或言奇偶，或言上下，或言正邪，或言生杀，或言左右。求其立言之意，当是阴鬼之邪耳。阴鬼为邪，自当作邪鬼治之。若阴先亏而阳暴绝者，尝治一人矣。

浦江①郑兄，年近六十，奉养受用之人②也，仲夏③久患滞下④，而又犯房劳。忽一晚，正走厕间，两手舒撒，两眼开而无光，尿自出，汗如雨，喉如拽锯，呼吸甚微，其脉大而无伦次、无部位，可畏之甚。余适在彼，急令煎人参膏，且与灸气海穴。艾炷如小指大，至十八壮，右手能动，又三壮，唇微动；参膏亦成，遂与一盏，至半夜后尽三盏，眼能动，尽二斤方能言而索粥，尽五斤而利止，十斤而安。

『 注释 』

①浦江：县名。今属浙江。
②奉养受用之人：指被侍奉而享受的人。受用，享受。
③仲夏：农历五月。仲，农历每季第二个月。
④滞下：痢疾的古称。

『 按语 』

丹溪先生首先强调阴阳二字是相对而言，接着举例说明阴虚而阳暴绝的救治之法。

『 原文 』

或曰：诸气、诸饮与呕吐、吞酸、膈噎、反胃等证，《局方》未中肯綮，我知之矣。然则《要略》之方，果足用乎^①？抑犹有未发者乎^②？

予曰：天地气化无穷，人身之病亦变化无穷。仲景之书，载道者也。医之良者，引例推类，可谓无穷之应用，借令③略有加减修合，终难逾越矩度④。

夫气之初病也，其端⑤甚微，或因些少⑥饮食不谨；或外冒风雨；或内感七情；或食味过厚，偏助阳气，积成膈热；或资禀⑦充实，表密无汗；或性急易怒，火炎上以致津液不行，清浊相干⑧。气为之病，或痞，或痛不思食，或嗳腐气，或吞酸，或嘈杂，或膨满。不求原本，便认为寒，遂⑨以辛香燥热之剂投之，数贴⑩时暂得快，以为神方。厚味仍前不节，七情反复相仍⑪，旧病被劫暂开，浊液易于攒聚⑫，或半月、或一月，前证复作。如此延蔓，自气成积，自积成痰，此为痰、为饮、为吞酸之由也。

良工未遇，谬药又行，痰挟瘀血，遂成窠囊，此为痞，为痛、呕吐，为噎膈、反胃之次第也。饮食汤液滞泥不行，渗道塞涩⑬，大便或秘或溏，下失传化，中焦愈停。医者不察，犹执⑭为冷，翻思⑮前药，随手得快。至此宾主皆恨药欠燥热，颙伺⑯久服，可以温脾壮胃，消积行气，以冀一旦豁然之效⑰。不思胃为水谷之海，多血多气，清和则能受；脾为消化之气，清和则能运。今反⑱得香热之偏助，气血沸腾。其始也，胃液凝聚，无所容受；其久也，脾气耗散，传化渐迟。其有胃热易饥，急于得食，脾伤不磨，郁积成痛。医者犹曰虚而积寒，非寻常草木可疗，径以乌、附助佐丹剂，专意服饵。积而久也，血液俱耗，胃脘干槁。其槁在上，近咽之下，水饮可行，食物难入，间或可入，亦不多，名之曰噎。其槁在下，与胃为近，食虽可入，难尽入胃，良久[19]复出，名之曰膈，亦曰反胃，大便秘少，若羊矢[20]然。名虽不同，病出一体。

《要略》论饮有六，曰痰饮、悬饮、溢饮、支饮、留饮、伏饮，分别五脏诸证，治法至矣！尽矣！第[21]恨医者不善处治，病者不守禁忌，遂使药助病邪，展转深痼，去生渐远，深可痛哉[22]。

『 注释 』

①果足用乎：确实足够用了吗？

②抑犹有未发者乎：或许还有没阐发的内容吧？抑，或者，或许。

③借令：即使，纵然。

④矩度：规矩法度。此指治疗法则。

⑤端：端由，缘由。

⑥些少：少许，稍微。

⑦资禀：禀赋。

⑧干：干犯，干扰。

⑨遽（jù惧）：匆忙。

⑩贴：通"帖"。

⑪相仍：不断。

⑫攒（cuán）聚：聚集。攒，簇集，聚集。

⑬蹇（jiǎn检）涩：不顺畅。

⑭执：固执，坚持。

⑮翻思：回想。

⑯颙（yóng）伺：恭敬地等待。颙，恭敬貌。伺，等待。

⑰冀一旦豁然之效：希望有非常快的效果。一旦，一天之间，此指很快。豁然，消散貌，形容病愈之速。

⑱反：清吴门德馨堂刻本作"久"。

⑲良久：很久。

⑳矢：通"屎"。

㉑第：只。

㉒痛哉：清吴门德馨堂刻本作"哀悯"。

『按语』

本段中丹溪先生阐述了气之初病的原因和症状，分析了久服辛香燥热之剂产生的种种变证。丹溪先生认为：治疗诸气、诸饮与呕吐、吞酸、膈噎、反胃等证，仲景之法非常完备，如果能"引例推类，可谓无穷之应用"。气病之本是热，如果以寒论治，投以辛香燥热之剂，暂时得快；继则自气成积，自积为痰、为饮、为吞酸；继则痰挟瘀血，为痞、为痛、为呕吐、为噎、为膈（亦曰反胃）。

『原文』

或曰：《千金》诸方治噎膈反胃，未尝废姜、桂等剂，何吾子之多言也[①]？

予曰：气之郁滞，久留清道，非借香热不足以行。然悉[②]有大黄、石膏、竹茹、芒硝、泽泻、前胡、朴硝、茯苓、黄芩、芦根、栝蒌等药为之佐使。其始则同，其终则异，病邪易伏，其病自安。

『注释』

①何吾子之多言也：意为为什么您对《局方》治噎膈反胃用姜、桂多进行批评呢？

②悉：全，都。

『按语』

丹溪先生阐明《千金》诸方治噎膈反胃，也用姜、桂等剂，是借香热来行气之郁滞，其开始的治法与《局方》相同，但《千金》诸方都有大黄、石膏等清热泻火药为佐使，其最终的治法是不同的。

『原文』

或曰：胃脘干槁者，古方果可治乎？将他有要捷之法者[①]，或可补前人之未发者乎！

予曰：古方用人参以补肺，御米以解毒，竹沥以消痰，干姜以养血，粟米以实胃，蜜水以润燥，姜以去秽，正是此意。张鸡峰亦曰：噎当是神思间病，唯内观[②]自养，可以治之。此言深中病情，而施治之法，亦为近理。

夫噎病生于血干。夫血，阴气也。阴主静，内外两静，则脏腑之火不起，而金水二气有养，阴血自生，肠胃津润，传化合宜，何噎之有③？因触类而长④，曾制一方，治中年妇人，以四物汤加和白陈皮、留尖桃仁、生甘草、酒红花，浓煎，入驴尿饮，以防其或生虫也，与数十贴⑤而安。又台州治一匠者，年近三十，勤于工作，而有艾⑥妻，且喜酒。其面白，其脉涩，重则大而无力。令其谢去⑦工作，卧于牛家⑧，取新温牛乳细饮之，每顿进⑨一杯，一昼夜可饮五七次，尽却⑩食物，以渐而至八九次，半月大肠⑪润，月余而安。然或口干，盖酒毒未解，间⑫饮甘蔗汁少许。

『注释』

①将他有要捷之法者：如果有别的简要便捷的方法。将，如果。

②内观：即内视。谓意念集中于体内脏腑。此指排除外界干扰，静心修养。

③何噎之有：即"有何噎？"还会有什么噎的病症呢？

④触类而长（zhǎng掌）：意谓掌握一类事物的知识或规律，就能据此而增长同类事物的知识。

⑤贴：通"帖"。

⑥艾：美貌。

⑦谢去：辞去。

⑧牛家：养牛的人家。

⑨进：清吴门德馨堂刻本作"尽"。

⑩尽却：全部停止。

⑪肠：清吴门德馨堂刻本作"便"。

⑫间（jiàn见）：间或，偶尔，有时候。

『按语』

丹溪先生分析了古方药物和噎病病机，说明"胃脘干槁"所致的噎膈是可以治愈的，但患者须内观自养，医生要触类而长。通过酌情治疗和调养的两则医案以证之。

『原文』

或者又曰，古方之治噎膈反胃，未有不言寒者，子何不思之甚①？

予曰：古人著方，必为当时抱病②者设也。其人实因于寒，故用之而得效，后人遂录以为今③式④，不比⑤《局方》泛编成书，使天下后世之人，凡有此证者，率遵守以为之⑥定法，而专以香热为用也。虽然挟寒者亦或有之，但今人之染此病，率因痰气，久得医药，传变而成，其为无寒也明矣。

『注释』

①子何不思之甚：您为什么不考虑古方治噎膈反胃都言寒过分？
②抱病：患病。
③今：清吴门德馨堂刻本作"矜"。
④式：法度，标准。
⑤不比：不同于。
⑥以为之：清吴门德馨堂刻本作"之以为"。

『按语』

丹溪先生认为：古方治噎膈反胃言寒，是为当时患病者设，其人实因于寒。《局方》是泛编成书，使天下后世之人都以之为定法，而专用香热药。今人患噎膈反胃都是因痰气，又久服辛香燥热之剂而成热证，无寒证。

『原文』

或曰：治脾肾以温补药，岂非《局方》之良法耶？吾子其将何以议之①？
予曰：众言淆乱，必折诸圣②。窃③恐脾肾有病，未必皆寒。观其养脾丸④，治脾胃虚冷，体倦不食；嘉禾散，治脾胃不和，不能多食；消食丸，治脾胃俱虚，饮食不下；小独圣丸，治脾胃不和，不思饮食；大七香丸⑤，治脾冷胃虚，不思饮食；连翘丸，治脾胃不和，饮食不下；分气紫苏饮，治脾胃不和；木香饼子，治脾胃虚寒；温中良姜丸，曰温脾胃；夺命抽刀散⑥，曰脾胃冷；烧脾散，曰脾胃虚；进食散⑦，曰脾胃虚冷，不思饮食；丁香煮散⑧，曰脾冷胃寒；二姜丸，曰养脾温胃；姜合丸，曰脾胃久虚；蓬煎丸，曰脾胃虚弱；守金丸⑨，曰脾胃虚冷⑩；集香丸，曰脾胃不和；蟠葱散⑪，曰脾胃虚冷；壮脾丸，曰脾胃虚弱；人参丁香散，曰脾胃虚弱；人参煮散，曰脾胃不和；丁沉透膈汤，曰脾胃不和；丁香五套⑫丸，曰脾胃虚弱。腽肭脐丸⑬之壮气暖肾，菟丝子丸之治肾虚，金钗石斛丸之治气不足，茴香丸之治脏虚冷[14]，玉霜丸之治气虚，安肾丸[15]之治肾积寒，麝香鹿茸丸之益气，养正丹[16]之治诸虚，朴附丸[17]之治脾胃虚弱，接气丹[18]之治真气虚，四神丹[19]之治五脏[20]，沉香鹿茸丸[21]之治气不足，椒附丸之温五脏，苁蓉大补丸之治五脏元气虚[22]，锺乳白泽丸之治诸虚，三建汤之治气不足。甚者类聚丹剂，悉曰补脾胃、温脾胃、补肾、补五脏、补真气。而各方条下，曰舌苦，曰面黄，曰舌苦无味，曰中酒吐酒，曰酒积，曰酒癖，曰饮酒多，曰酒过伤，曰气促喘急，曰口淡，曰舌涩，曰噫醋，曰舌干，曰溺数，曰水道涩痛，曰小便出血，曰口苦，曰咽干，曰气促，曰盗汗，曰失精，曰津液内燥，曰气上冲，曰外肾痒，曰枯槁失血，曰口唇干燥，曰喘满，曰肢体烦疼，曰衄血，曰小便淋沥。悉是明具热证，如何类聚燥热，而谓可以健脾温胃而滋肾补气乎？

《经》曰热伤脾[23]。常服燥热，宁不伤脾乎？又曰肾恶燥。多服燥热，宁不伤肾乎？又曰热伤元气。久服燥热，宁不伤气乎？又曰用热远热[24]。又曰有热者寒而行之。此教人用热药之法。盖以热药治寒病，苟无寒药为之响[25]导、佐使，则病拒药而扞格[26]不入。谓之远热者，行之以[27]寒也。两句[28]同一意，恐后人不识此理，故重言以明之。今《局方》辛香燥热以类而聚之，未尝见其所谓远热也。用热而不远热，非唯[29]不能中病，抑且[30]正气先伤，医云乎哉？

夫良医之治病也，必先求其得病之因，其虚邪也，当治其母；实邪也，当治其子；微邪也，当治其所胜；贼邪也，当治其所不胜；正邪也，当治其本经。索矩又谓：杂合受邪，病者所受非止一端，又须察其有无杂合之邪，轻重较量，视标本之缓急，以为施治之先后。今乃一切认为寒冷，吾不知脾胃与肾，一向只是寒冷为病耶？论方至此，虽至愚昧，不能不致疑也。

吾又考之《要略》矣。诸呕吐，谷不得入者，小半夏汤主之。疸病寒热不食，食则头眩，心胸不安者，茵陈汤主之。身肿而冷，胸室不能食，病在骨节，发汗则安。心胸停痰吐水，虚满不能食者，茯苓汤主之。中风，手足拘急，恶寒，不欲饮食者，三黄汤主之。下利，不欲饮食者，大承气汤主之。五劳虚极赢瘦，不能食者，大黄䗪虫丸主之。虚劳不足，汗出而闷，脉结心悸者，炙甘草汤主之。虚劳腰痛，小腹拘急者，八味丸主之。虚劳不足者，大薯蓣丸主之。虚劳，虚烦不得眠者，酸枣仁汤主之。夫呕者，胸满者，吐水者，下利者，恶寒者，肿而冷者，不能饮食者，虚劳赢瘦者，虚劳汗而悸者，虚劳而腰痛者，虚劳不足者，虚劳烦而不眠者，自《局方》之法观之，宁不认为寒冷而以热药行之乎？仲景施治则不然也，痰者导之，热者清之，积者化之，湿者渗之，中气清和，自然安裕。虚者补之，血凝者散之，躁者宁之，热者和之，阴气清宁，何虚劳之有^㉛也?

『 注释 』

①吾子其将何以议之：您将凭什么非议它？议，非议，指责。

②折诸圣：由圣人裁决。折，裁决。诸，于。

③窃：清吴门德馨堂刻本作"切"。

④养脾丸：方见今之通行本《局方·卷之三·治一切气》中。下文的"嘉禾散""消食丸""小独圣丸"同。

⑤大七香丸：方见今之通行本《局方·卷之三·治一切气·绍兴续添方》中。下文的"连翘丸""分气紫苏饮""木香饼子""温中良姜丸"同。

⑥夺命抽刀散：方见今之通行本《局方·卷之三·治一切气·宝庆新增方》中。下文的"烧脾散"同。

⑦进食散：方见今之通行本《局方·卷之三·治一切气·淳祐新添方》中。

⑧丁香煮散：方见今之通行本《局方·卷之三·治一切气·吴直阁增诸家名方》中。下文的"二姜丸""姜合丸""蓬煎丸""集香丸"同。

⑨守金丸：疑为今之通行本《局方·卷之三·治一切气·吴直阁增诸家名方》中的"守中金丸"。

⑩脾胃虚冷：今之通行本《局方·卷之三·治一切气·吴直阁增诸家名方·守中金丸》中作"脾胃积冷"。

⑪蟠葱散：方见今之通行本《局方·卷之三·治一切气·新添诸局经验秘方》中。下文的"壮脾丸""人参丁香散""人参煮散""丁沉透膈汤"同。其中"壮脾丸"作"参苓壮脾丸"，"丁沉透膈汤"作"十八味丁沉透膈汤"。

⑫套：原作"夺"，据清吴门德馨堂刻本及今之通行本《局方·卷之四·治痰饮·淳祐新添方》改。

⑬腽肭脐丸：方见今之通行本《局方·卷之五·治诸虚》中。下文的"菟丝子丸""金钗石斛丸""茴香丸""玉霜丸"同。

⑭治脏虚冷：今之通行本《局方·卷之五·治诸虚·茴香丸》中作"治丈夫元脏久虚，冷气攻冲"。

⑮安肾丸：方见今之通行本《局方·卷之五·治诸虚·绍兴续添方》中。下文的"麝香鹿茸丸"同。

⑯养正丹：疑为今之通行本《局方·卷之五·治诸虚·宝庆新增方》中的"养气丹"。

⑰朴附丸：方见今之通行本《局方·卷之五·治诸虚·宝庆新增方》中。

⑱接气丹：方见今之通行本《局方·卷之五·治诸虚·淳祐新添方》中。

⑲四神丹：方见今之通行本《局方·卷之五·治诸虚·吴直阁增诸家名方》中。

⑳治五脏：今之通行本《局方·卷之五·治诸虚·吴直阁增诸家名方·四神丹》中作"补五脏"。

㉑沉香鹿茸丸：方见今之通行本《局方·卷之五·治诸虚·续添诸局经验秘方》中。下文的"椒附丸""苁蓉大补丸""锺乳白泽丸""三建汤"同。

㉒五脏元气虚：今之通行本《局方·卷之五·治诸虚·续添诸局经验秘方·苁蓉大补丸》中作"元脏虚惫"。五，清吴门德馨堂刻本作"元"。

㉓热伤脾：《素问·腹中论》作"热气剽悍，药气亦然，二者相遇，恐内伤脾"。

㉔用热远热：出《素问·六元正纪大论》。

㉕响：用同"向"。

㉖扞（hàn 汗）格：抵触，格格不入。

㉗以：原作"有"，据清吴门德馨堂刻本改。

㉘两句：指"用热远热"与"有热者寒而行之"。

㉙非唯：不仅。

㉚抑且：况且，而且。

㉛何虚劳之有：即"有何虚劳？"还有什么虚劳病呢？

『按语』

丹溪先生首先指出"脾肾有病，未必皆寒"，列举了《局方》中四十首温补脾肾之方，认为各方条下所云"舌苦""面黄"等症状都属热证，置疑《局方》为何类聚香燥之药治之。继则以《内经》"热伤脾""肾恶燥""热伤元气""用热远热"等言为理论依据，批驳《局方》用药之偏，强调治病求因，辨证施治。最后又引《要略》诸条文，以见仲景与《局方》之不同。

『原文』

或曰：伤寒一门①，虽取杂方，仲景之法，亦摘取之矣，吾子其忘言乎②？

予曰：伤寒之法，仲景而下，发明殆尽。《局方》是否③，愚④不必赘。虽然仲景论伤寒矣，而未及乎中寒，先哲治冒大寒而昏中者，用附子理中汤而安，其议药则得之矣。曰伤、曰中，未闻有议其异⑤同者。予俯而思之，伤寒有即病，有不即病，必大发热，病邪循经而入，以渐而深；中寒则仓卒感受，其病即发而暴。伤寒之人，因其旧有郁热，风寒外束⑥，肌腠自密，郁发为热。其初也，用麻黄、桂枝辈微表而安，以病体不甚虚也。中寒之人，乘其腠理疏豁⑦，一身受邪，难分经络，无热可发，温补自解，此谓气之大虚也。伤寒，热虽甚不死。中寒，若不急治，去生甚远。其虚实盖可见矣。

『注释』

①伤寒一门：指《局方·卷之二·治伤寒》门。
②吾子其忘言乎：您难道就不说了吗？
③是否：正确与不正确。
④愚：我。自称之谦词。
⑤异：原作"意"，据清吴门德馨堂刻本改。
⑥束：原作"邪"，据清吴门德馨堂刻本改。
⑦疏豁：开阔。

『按语』

丹溪先生指出仲景论伤寒而未及中寒，同时辨析了伤寒与中寒的不同。

『原文』

或曰：脾胃一门①，子以《局方》用药太热，未合《经》意。若平胃散②之温和，可以补养胃气，吾子以为何如？

予曰：苍术性燥气烈，行湿③解表，甚为有力。厚朴性温散气，非胀满实急者不用，承气用之可见矣。虽有陈皮、甘草之甘缓、甘辛，亦是决裂耗散之剂，实无补土之和。《经》谓土气太过曰敦阜④，亦能为病。况胃为水谷之海，多气多血，故因其病也，用之以泻有余之气，使之平尔。又须察其挟寒，得寒物者投之，胃气和平，便须却⑤药。谓之平者，非补之之谓，其可常服乎？

『注释』

①脾胃一门：指《局方·卷之三·治一切气（附积聚脾胃）》门。
②平胃散：方见今之通行本《局方·卷之三·治一切气》中。

③湿：原作"温"，据清吴门德馨堂刻本改。

④土气太过曰敦阜：出《素问·五常政大论》。原文作"黄帝问曰：太虚寥廓，五运迴薄……太过何谓？岐伯曰：木曰发生……土曰敦阜。"王冰注：敦，厚也；阜，高也。土余故高而厚。敦阜，指土运太过。

⑤却：停。

『按语』

丹溪先生分析了平胃散的用药及胃的生理特点，认为平胃散的功用在于泻有余之气而使胃平和，并非补养胃气之剂，不可常服。

『原文』

或曰：调胃承气亦治胃病，谓之调者，似与平胃散之平意义相近，何用药之相远①也？

予曰：调胃承气治热，中、下二焦药也。《经》曰：热淫于内，治以咸寒，佐以苦甘②。功在乎导利，而行之以缓。平胃散止治湿，上焦之药也。《经》曰：湿上甚而热，治以苦温，佐以甘辛。以汗为效而止。

『注释』

①相远：相异，差距大。

②热淫……苦甘：出《素问·至真要大论》。下文"湿上……甘辛"同。

『按语』

丹溪先生论辩调胃承气与平胃散的功用区别，认为平胃散治上焦湿，"以汗为效"。

『原文』

或曰：治湿，不利小便，非治也。非仲景法耶？何子言之悖也①？

予曰：淡渗治湿，以其湿在中、下二焦。今湿在上②，宜以微汗而解，不欲汗多，故不用麻黄、干葛辈。

『注释』

①何子言之悖也：为什么您说的与其相违背啊？悖：违逆，违背。
②今湿在上：指上文平胃散主治之证。

『按语』

本段承上文进一步指出："湿在上，宜以微汗而解"。

综观第三部分，丹溪先生主要是针对《局方》治一切气及治痰饮、治诸虚等门，而展开的论辩和质疑。他认为人体水不胜火，气升火炎。气病多属热，如果以寒论治，投以辛香燥热之剂，只是暂时得快，久服则自气成积，为痰饮、吞酸，继则痰挟瘀血，为痞、痛、呕吐、噎膈。即使是病人自言冷气上冲，也属"火极似水"。丹溪先生指责《局方》类聚辛香燥热之品，是以火济火；同时认为"脾肾有病，未必皆寒"；强调治病求因，辨证施治。文中以《内经》、河间说为理论根据，主张以仲景法"引例推类"。

『原文』

或曰：《局方》用药多是温补，或以为未合中道，积热、痼冷二门①，其制作，其取用，吾子其无以议之矣②。

予曰：张仲景言一百八病，五劳六极七伤与妇人共三十六病。孙真人言四百四病。凡遇一病，须分寒热，果寒耶则热之，果热耶则寒之，寒热甚耶则反佐而制之。今列病之目，仅十有余，而分积热、痼冷两门，何不思之甚也？《要略》：中风脉紧为寒，浮为虚。肺痿吐涎不能咳，不渴必遗溺，此为肺中冷，甘草干姜汤温之。腹满痛，时减如故，此为寒，宜温之。下利，欲嚏不能，此腹中寒也。胁下偏痛，脉弦紧，此寒也，宜大黄附子细辛汤温之。痰饮，脉双弦者，寒也。黄疸发热，烦喘，胸满，口燥，又被火劫其汗，病从湿得，身尽热而黄，此热在内，宜下之。下利，脉数而渴，设不差③，则清④脓血，以其有热也。妇人能食，病七八日而更发热者，此为胃实气热，宜大承气下之。产后七八日，若太阳证，小腹坚满，此恶露不尽，不大便四五日，发热，晡时⑤烦燥，食则妄言，此热在里，结在膀胱，宜大承气利之安。妇人或中风或伤寒，经水适来适断，有寒热，皆为热入血室。

今《局方》不曾言病，而所谓寒与热者，其因何在？其病何名？果然⑥杂合所受邪？果无时令资禀之当择耶？据外证之寒热而遂用之，果无认假为真耶？果以是为非耶？

『**注释**』

①积热、痼冷二门：指《局方·卷之六·治积热》《局方·卷之五·治痼冷》两门。
②吾子其无以议之矣：您大概不能非议它了。
③差：同"瘥"。
④清：通"圊"，厕所。此指便。
⑤晡时：即申时。指15～17时。
⑥然：清吴门德馨堂刻本作"无"。

『**按语**』

丹溪先生批评《局方》分积热、痼冷两门只列病目，不辨病因，不分时令、资禀，易使人据外证之寒热而用之，造成认假为真、以是为非的后果。援引《要略》辨寒热证诸条，与其形成鲜明对比。

『**原文**』

或曰：以寒热为篇目，固未合《经》意，若其诸方，果有合乎？

予曰：以①积热为篇目，固有可议，若诸方之制作、取用，尽有妙理，吾其②为子发明③前人之意，恐可为用者涓埃之助④。

夫紫雪⑤者，心脾肝肾胃经之药也；通中散、洗心散，表里血气之药也；凉膈散，心肺脾胃之药也；龙脑饮子、胜冰丹⑥、真珠散、灵液丹，上、中二焦之药也；碧雪、鸡苏丸、三黄丸⑦、八正散，三焦药也；甘露丸，心脾肝之药也；凉膈丸，心脾胃之药也；抱龙丸、麦门冬散，心肺肝之药也；妙香丸，疏快肠胃、制伏木火药也；甘露饮⑧，心肺胃药也；五淋散⑨，血而里药也；消毒饮，气而表药也；麻仁丸⑩，气而里药也；导赤丸，气与血而里药也；导赤散⑪，心小肠药也。有升有降，有散有补，有渗导，有驱逐，有因用，有引经，或缓之以甘，或收之以酸，或行之以香，或因之以蜡，或燥之以苦。观其立方，各有所主，用方之人，宜求其意。

若夫痼冷门，尤有可议者。冷即寒也，《内经》以寒为杀厉之气。今加痼于冷之上，岂非指身恶寒而口[12]喜热之病耶？若以此外证，便认为痼冷，宜乎夏英公之常饵乌、附、常御绵帐[13]。不知湿痰积中，抑遏阳气不得外泄，身必恶寒。《经》曰：亢则害，承乃制[14]。又刘河间曰：火极似水。故见此证。当治以咸寒，佐以甘温，视标本[15]之先后，正邪之虚实，孰缓孰急，为之正法。何至类[16]用乌、附丹剂僭[17]燥之药，抱薪救火，屠刽何异？古人治战栗，有以大承气汤下之而愈者。恶寒战栗，明是热证，亦是[18]因久服热药而得之者，但有虚实之分耳。

进士周本道，年近四十，得恶寒证，服附子数日而病甚，求余治。诊其脉弦而似缓，遂以江茶[19]、入姜汁、香油些少，吐痰一升许，减绵大半；又与通圣散[20]去麻黄、大黄、芒硝，加当归、地黄，百余贴[21]而安。

又一色目妇人，年近六十，六月内常觉恶寒战栗，喜啖热、御绵，多汗如雨，其形肥肌厚。已得附子二十余，但浑身痒甚，两手脉沉涩，重取稍大，知其热甚而血虚也。以四物汤[22]去川芎，倍地黄，加白术、黄芪、炒柏、生甘草、人参，每贴二两重。方[23]与一贴，腹大泄，目无视，口无言。予知其病热深而药无反佐之过也。仍取前药熟炒与之，盖借火力为向导。一贴利止，四贴精神回，十贴病全安。

又蒋氏妇，年五十余，形瘦面黑，六月喜热恶寒，两手脉沉而涩，重取似数。以三黄丸下以姜汁，每三十粒，三十贴微汗而安。

彼[24]以积热、痼冷为叙方之篇目，其得失可知矣。

『 注释 』

①以：原作"有"，据清吴门德馨堂刻本改。

②其：将，将要。

③发明：阐明。

④恐可为用者涓埃之助：估计会给应用的人一点儿帮助。恐，估计。涓埃，指细流与微尘，比喻微小。清吴门德馨堂刻本"用"下有"方"字。

⑤紫雪：方见今之通行本《局方·卷之六·治积热》中。下文的"通中散""洗心散""凉膈散""龙脑饮子""鸡苏丸""八正散""甘露丸""凉膈丸""抱龙丸""妙香丸"同。其中"通中散"作"红雪通中散"，"鸡苏丸"作"龙脑鸡苏丸"，"凉膈丸"作"牛黄凉膈丸"。

⑥胜冰丹：方见今之通行本《局方·卷之六·治积热·续添诸局经验秘方》中。下文的"真珠散""灵液丹""碧雪""麦门冬散""导赤丸"同。

⑦三黄丸：方见今之通行本《局方·卷之六·治积热·吴直阁增诸家名方》中。下文"消毒饮"同，作"消毒犀角饮"。

⑧甘露饮：方见今之通行本《局方·卷之六·治积热·绍兴续添方》中。

⑨五淋散：今之通行本《局方·卷之六·治积热》门中有两方。一方见于"宝庆新增方"中，一方见于"续添诸局经验秘方"中。

⑩麻仁丸：疑为今之通行本《局方·卷之六·治积热·宝庆新增方》中"消毒麻仁丸"。

⑪导赤散：方见今之通行本《局方·卷之六·治积热·淳祐新添方》中。

⑫口：原作"且"，据清吴门德馨堂刻本改。

⑬宜乎……绵帐：夏英公经常服用乌头、附子，经常使用厚的衣物、床帐是必然的了。饵，吃，服。御，穿戴，使用。

⑭亢则害，承乃制：出《素问·六微旨大论》。

⑮本：原无，据清吴门德馨堂刻本补。

⑯类：率，皆。

⑰僭：越分，过分。

⑱是：清吴门德馨堂刻本作"有"。

⑲荼：原作"茶"，据清吴门德馨堂刻本改。

⑳通圣散：即防风通圣散。方出刘完素《宣明方论》。

㉑贴：通"帖"。下同。

㉒四物汤：方见今之通行本《局方·卷之十·治妇人诸疾》中。

㉓方：刚。

㉔彼：指代《局方》。

『 按语 』

丹溪先生认为《局方》中治积热诸方的制作、取用尽有妙理，列举紫雪、通中散等二十三首方予以阐明。然对《局方》中治痼冷则予以指责，认为如果见恶寒喜热的外证，一概用乌、附燥热之药治之，则如同抱薪救火，与屠剑无异。并用个人治疗真热假寒的医案以证之。

以上两个问答是本书的第四部分，主要是针对《局方》治积热、治痼冷两门而设。指出以积热、痼冷为篇目的弊端，赞扬治积热诸方之妙，指责治痼冷一概用燥热之非，强调火极似水，体现了以火热立论的学术思想。

『 原文 』

泄痢一门^①，其用钟乳健脾丸^②、朝真丸、驻车丸、诃黎勒丸、大温脾丸、黄连阿胶丸、胡粉丸、桃花丸、诃黎勒散、木香散、七枣汤、赤石脂散、养脏汤^③、御米汤^④、金粟汤、狗头骨丸^⑤、豆蔻丸^⑥、肉豆蔻散^⑦、三神丸、丁香豆蔻散^⑧、止泻丸，皆用热药为主治，以涩药为佐使，当为肠虚感寒而成滑痢者设也。彼泻痢者，将^⑨无热证耶？将无积滞耶？

《内经》曰：春伤于风，夏为脓血，多属滞下。夫泻痢证，其类尤多，先贤曰湿多成泻，此确论也。曰风、曰湿，固不可得而通治矣。况风与湿之外，又^⑩有杂合受邪，似难例用涩热之剂。今方中书证^⑪，有兼治里急者，有兼治后重者，有兼治里急后重者，此岂非滞下之病乎？今泻利与滞下衮^⑫同论治，实实虚虚之患，将不俟终日^⑬矣。

『 注释 』

①泄痢一门：指《局方·卷之六·治泻痢》门，今指泄泻。

②钟乳健脾丸：方见今之通行本《局方·卷之六·治泻痢》中。下之"朝真丸""驻车丸""诃黎勒丸""大温脾丸""黄连阿胶丸""胡粉丸""桃花丸""诃黎勒散""木香散""七枣汤""赤石脂散"同。其中"胡粉丸"作"神效胡粉丸"。

③养脏汤：今之通行本《局方·卷之六·治泻痢·绍兴续添方》中作"纯阳真人养脏汤"。

④御米汤：方见今之通行本《局方·卷之六·治泻痢·宝庆新增方》中。下之"金粟汤"同。

⑤狗头骨丸：方见今之通行本《局方·卷之六·治泻痢·淳祐新添方》中。

⑥豆蔻丸：疑为今之通行本《局方·卷之六·治泻痢·吴直阁增诸家名方》中的"豆附丸"。

⑦肉豆蔻散：方见今之通行本《局方·卷之六·治泻痢·吴直阁增诸家名方》中。下之"三神丸"同。

⑧丁香豆蔻散：方见今之通行本《局方·卷之六·治泻痢·续添诸局经验秘方》中。下之"止泻丸"同，作"如神止泻丸"。

⑨将：难道。

⑩又：原作"人"，据清吴门德馨堂刻本改。

⑪方中书证：各方下条述的病症。书，书写，条述。

⑫衮：同"滚"，义同"混"。

⑬不俟终日：不用等待一天。意为很快。

『按语』

这段是该书第五部分的绪论。列举《局方》钟乳健脾丸等二十一方，均以热药为主，以涩药为佐使。然泻有因风、有因湿、有杂合受邪，不能一概用涩热之剂。况且泻痢与滞下混同论治，有实实虚虚之患。

『原文』

或曰：然则泻痢与滞下为病不同，治法亦别。吾子其能通之乎？

予曰：《经》曰暴注下迫，皆属于热。又曰暴注属于火。又下痢清白属于寒。热，君火之气。火，相火之气。寒，寒水之气。属火热者二，属水寒者一。泻痢一证，似乎属热者多，属寒者少。详玩《局方》，专以热涩为用，若用之于下①痢清白而属于寒者斯可矣。《经》所谓下迫者，即里急后重之谓也，其病属火，相火所为，其毒甚于热也，投以涩热，非杀之而何？

谨按仲景之法，谓下痢②脉滑而数者，有宿食，当下之；下痢脉迟而滑者，实也，痢为未止，急下之；下痢脉反滑，当有所去，下之安；下痢不欲食，有宿食者，当下之；痢③，腹满痛为寒为实，当下之；下痢腹坚实，当下之；下痢谵语，有燥矢④，当下之；下痢三部皆平，按之心下坚，急下之；下痢巳差⑤，至其时复发者，此为下未尽，更下之安；下痢脉大浮弦，下之当自愈，风寒下⑥者，不可下，下后心下坚痛，脉迟，此为寒，宜温之；脉浮大，此为虚，强下之故也。设脉浮革者，因而肠鸣，当温之；下痢脉迟紧，痛未欲止，当温之；下痢心痛，急当救里⑦，可与理中、四逆、附子辈；下痢大孔痛⑧，宜温之。观仲景可下者十法，可温者五法，谓之下者，率用承气加减，何尝以砒、丹、巴、硇决烈燥热重毒之剂。谓之温者，率用姜附为主，何尝用锺乳、龙骨、石脂、粟壳紧涩燥毒之剂。

『注释』

①下：原作"水"，据清吴门德馨堂刻本改。

②痢：仲景书作"利"。下同。

③痢：清吴门德馨堂刻本作"下痢"。

④矢：通"屎"。

⑤差：同"瘥"。

⑥下：此下疑脱"痢"字。

⑦里：原作"重"，据清吴门德馨堂刻本改。

⑧大孔痛：指肛门疼痛。

『按语』

丹溪先生首先据《内经》理论辨析了泻痢与滞下的病机，认为泻痢属热者多，属寒者少，《局方》只宜用于属寒者；里急后重（滞下）是"相火所为"，若用《局方》热涩之剂，必致杀身之祸。继而总结仲景之治法，无论下法、温法，未尝用涩热燥毒之剂。

『原文』

或曰：可下者，岂非肠胃有积滞乎？不用砒、丹、巴、硇，恐积滞未易行也。吾子以为未然，幸发明承气之意可乎①？

予曰：大黄之寒，其性善走，佐以厚朴之温，善行滞气，缓以甘草之甘，饮以汤液，灌涤肠胃，滋润轻快，无所留滞，积行即止。砒、丹、巴、硇，毒热类聚，剂成丸药，其气凶暴，其体重滞，积垢虽行，毒气未过，譬如强暴贪贼，手持兵刃，其可使之徘徊顾瞻于堂奥间乎②？借使③有愈病之功，其肠胃清淳之气，能免旁损暗伤之患乎？

仲景治痢，可温者温，可下者下，或解表，或利小便，或待其自已④，区别易治、难治、不治之证，至为详密，然犹与滞下滚⑤同立方命论。其后刘河间分别在表、在里、挟风、挟湿、挟热、挟寒、挟虚，明著经络，堤防传变，大概发明滞下证治，尤为切要。和血则便脓自愈⑥，调气则后重自除。此实盲者之日月，聋者之雷霆也。

『注释』

①幸发明承气之意可乎：希望阐明承气汤的方义可以吗？幸，希望。

②其可使之徘徊顾瞻于堂奥间乎：难道能够让他们在厅堂和内室中徘徊顾望吗？堂奥，厅堂和内室。

③借使：假使。

④自已：自愈。

⑤滚：义同"混"。

⑥和血则便脓自愈：清吴门德馨堂刻本作"有行血则便自安"。

『 按语 』

丹溪先生阐明仲景大承气汤的方义，辩驳《局方》用砒、丹、巴、硇毒热重滞之品行积垢，易致毒气残留，暗伤胃肠之气；指出仲景将下利与滞下（便脓血，里急后重）混同论治，赞扬刘河间发明滞下证治之功。

『 原文 』

或曰：《局方》治法，将终不能仿佛①仲景之方耶？

予曰：圆机活法，《内经》具举，与《经》意合者，仲景之书也。仲景因病以制方②，《局方》制药以俟病③，若之何其能仿佛也④。宋命近臣雠校⑤方书，彼近臣者术业素异⑥，居养不同，焉知为医之事哉？虽然知尊仲景矣，亦未尝不欲效之也，徒以捧心效西施尔⑦，观桃花丸⑧一方可见矣，即《要略》桃花汤也。仲景以治便脓血，用赤石脂丸者，干姜、粳米同煮作汤，一饮病安，便止后药。意谓病属下焦，血虚且寒，非干姜之温、石脂之涩且重不能止血；粳米味甘，引入肠胃，不使重涩之体，少有凝滞，故煮成汤液，药行易散，余毒亦无。《局方》不知深意，不造妙理，但取易于应用，喜其性味温补，借为止泻良方，改为丸药，剂以面糊，日与三服，其果能与仲景之意合也。

『 注释 』

①仿佛：效法。

②因病以制方：根据病因病机来制定方剂。

③制药以俟病：配制现成的丸散汤药来等待疾病。意为只据外症，不辨病因病机，不灵活加减。俟，等待。

④若之何其能仿佛也：像这样怎么能效法啊。其，助词，用于疑问代词前后起强调作用。

⑤雠（chóu 畴）校：校勘。

⑥术业素异：学术向来有差异。术业，学业。

⑦徒以捧心效西施尔：只是不善模仿罢了。捧心：相传春秋时美女西施有心痛病，经常捧心皱眉，邻居丑女认为这个姿态很美便效仿，反而显得更丑。后因

以"捧心"比喻拙劣的模仿。

⑧桃花丸：方见今之通行本《局方·卷之六·治泻痢》中。

『 按语 』

丹溪先生以《局方》桃花丸与《要略》桃花汤为例，说明仲景是根据病因病机来制定方剂，符合《内经》的圆机活法；《局方》是配制现成的丸散汤药来等待疾病，模仿不当。

『 原文 』

或曰：河间之言滞下，似无挟虚挟寒者，然乎？否乎？幸①明以告我。

予曰：泄痢之病，水谷或化或不化，并无努责，惟觉困倦。若滞下则不然，或脓或血，或脓血相杂，或肠垢，或无糟粕，或糟粕相混，虽有痛、不痛、大痛之异，然皆里急后重，逼迫恼人。考之于《经》，察之于证，似乎皆热证实证也。余近年涉沥②亦有大虚大寒者，不可不知，敢③笔其略，以备采览。

余从叔④，年逾五十，夏间患滞下病，腹微痛，所下褐色，后重频并，谷食大减，时有微热，察其脉皆弦而涩，似数而稍长，却喜不甚浮大，两手相等，视其神气大减。余曰：此非滞下，忧虑所致，心血亏、脾气弱耳。遂与参、术为君，当归身、陈皮为臣，川芎、炒白芍药、茯苓为佐使，时暄热⑤甚，加少黄连，与两日而安。

梅长官，年三十余，奉养厚者⑥。夏秋间患滞下，腹大痛。有人教服单煮干姜，与一贴⑦痛定，少顷又作，又与又定，由是服干姜至三斤。八日后予视之，左脉弦而稍大似数，右脉弦而稍大减亦似数，重取之似紧。余曰：此必醉饱后吃寒冷太过，当作虚寒治之。因其多服干姜，遂教四物汤去地黄，加人参、白术、陈皮、酒红花、茯苓、桃仁煎，入生姜汁饮之，至一月而安。

金氏妇，年近四十，秋初尚热，患滞下。腹但隐痛，夜重于昼，全不得睡，食亦稍减，口干不饮，已得治痢灵砂二贴矣。余视之，两手脉皆涩，且不匀，神思倦甚，饮食全减，因与四物汤倍加白术为君，以陈皮佐之，与十数贴而安。

此三病者，若因其逼迫而用峻剂，岂不误人！

『 注释 』

①幸：希望。

②涉沥：接触。沥，当作"历"。

③敢：谦辞。犹冒昧。

④从叔：父亲的堂弟，即堂叔。从，旧读 zòng，指堂房亲属。

⑤暄热：炎热。

⑥奉养厚者：生活待遇丰厚的人。

⑦贴：通"帖"。下同。

『 按语 』

本段首先辨泄痢（利）与滞下（痢）之不同。接着以三则医案为例，来说明滞下虽有挟虚、挟寒者，但宜以补气养血为治，不宜用峻剂。

第五部分是针对《局方·卷之六·治泻痢》门而设。丹溪先生辨析了泄痢与滞下的病机，认为泄利热多寒少；滞下是"相火所为"，也有挟虚、挟寒者。泄痢与滞下区别在于有无里急后重。仲景与《局方》均将泄痢与滞下混同论治，但仲景是"因病以制方"，且无论用下法、温法，未尝用涩热燥毒之剂；《局方》是"制药以俟病"，且一概用涩热之剂。

『 原文 』

或曰：《局方·诸汤》，可以清痰，可以消积，可以快气，可以化食，口鼻既宜，胸膈亦纾①，平居无事，思患预防，非方之良者乎？

予曰：清香美味，诚②足快意，揆之造化③，恐未必然。《经》曰：阴平阳秘，精神乃治。气为阳宜降，血为阴宜升，一升一降，无有偏胜，是谓平人。今观诸汤，非豆蔻、缩砂、干姜、良姜之辛宜于口，非丁香、沉、檀、苏、桂之香宜于鼻，和以酸咸甘淡，其将何以悦人④？奉养之家⑤，闲佚之际⑥，主者以此为礼，宾朋以此取快。不思香辛升气，渐至于散，积温成热，渐至郁火；甘味恋膈，渐成中满。脾主中州，本经自病，传化失职，清浊不分，阳亢于上，阴微于下，谓之阴平可乎？谓之阳秘可乎？将⑦求无病，适⑧足生病；将求取乐⑨，反成受苦。《经》曰：久而增气，物化之常；气增而久，夭之由也。其病可胜言哉⑩！

『 注释 』

①纾（shū 书）：舒缓。

②诚：确实。

③揆（kuí 魁）之造化：揣度于自然。意为根据自然规律。

④其将何以悦人：它将凭什么取悦于人呢？意为《局方·诸汤》除了靠辛香宜于口鼻外，没有什么可取悦于人的。

⑤奉养之家：被侍奉的人。

⑥闲佚之际：闲乐的时候。佚，安乐。

⑦将：打算。

⑧适：通"啻"，仅。

⑨乐：原作"药"，据清吴门德馨堂刻本改。

⑩其病可胜言哉：《局方·诸汤》的弊端能够尽言吗？病，毛病，弊端。

『原文』

或曰：舍利别非诸汤之类乎？其香辛甘酸，殆有甚焉①，何言论弗之及也②？

予曰：谓之舍利别者，皆取时果之液，煎熬如饧③而饮之，稠之甚者，调以沸汤，南人因名之曰煎。味虽甘美，性非中和。且如金樱煎之缩小便，杏煎、杨梅煎、蒲桃煎、樱桃煎之发胃④火，积而至久，湿热之祸，有不可胜言者。仅有桑椹煎无毒，可以解渴，其余味之美者，并是嬉笑作罪⑤。然乎？否乎？

『注释』

①殆有甚焉：大概更有弊端吧。

②何言论弗之及也：为什么议论药物没有涉及它啊？弗之及，即"弗及之"。

③饧（xíng 行）：糖稀。

④胃：原作"冒"，据清吴门德馨堂刻本改。

⑤嬉笑作罪：欢乐导致的祸害。嬉笑，欢乐，戏乐。

『按语』

以上两个问答是本书的第六部分，主要是针对《局方·卷之十·诸汤》门而设。

《素问·至真要大论》云："五味入胃，各归所喜攻，酸先入肝，苦先入心，甘先入脾，辛先入肺，咸先入肾。久而增气，物化之常也。气增而久，天之由也。"意为五味入胃之后，由于各脏气的喜好有所攻治，酸味先入肝，苦味先入心，甘味先入脾，辛味先入肺，咸味先入肾，每一种味积久都能增强该脏之气，这是药物入胃后所起气化作用的一般规律，如果偏用某味而使某脏之气积久，是导致灾祸的原因。丹溪先生据此认为,《局方·诸汤》门的方剂偏于辛香甘,易于散气生热恋膈而致病,不可用以"平居无事,思患预防"。甚至时果汁煎熬的糖稀,"味虽甘美,性非中和",久服也可致湿热之祸,即美味不可多得。

『原文』

或曰:妇人一门,无非经候、胎产、带下,用药温暖,于理颇通,吾子其无志此①乎?

予曰:妇人以血为主。血属阴,易于亏欠,非善调摄者,不能保全也。余方是否②,姑用置之③,若神仙聚宝丹④,则有不能忘言者。其方治血海虚寒,虚热盗汗,理宜补养,琥珀之燥,麝香之散,可以用乎?面色痿黄,肢体浮肿,理宜导湿。乳香、没药固可治血,可以用乎?胎前产后,虚实不同,逐败养新,攻补难并。积块坚癥,赤白崩漏,宜于彼者,必防于此,而欲以一方通治乎?世人以其贵细温平,又喜其常服可以安神去邪,令人有子。殊不知积温成热,香窜散气,服者无不被⑤祸。自非⑥五脏能言,医者终不知觉。及至变生他病,何曾归咎此丹。余侄女,形色俱实。以得子之迟,服此药,背上发痈,证候甚危。余诊其脉散大而涩,急以加减四物汤百余贴,补其阴血。幸其质厚,易于收救,质之薄者,悔将何及⑦!

若五积散⑧之治产后余血作痛,则又有不能忘言者。以苍术为君,麻黄为臣,厚朴、枳壳为佐,虽有芍药、当归之补血,仅及苍术三分之一。且其方中言妇人血气不调,心腹撮痛,闭而不行,并宜服之。何不思产后之妇,有何寒邪?血气未充,似难发汗,借曰推陈致新,药性温和,岂可借用麻黄之散,附以苍术、枳、朴,虚而又虚,祸不旋踵⑨。率尔⑩用药,不思之甚。

『注释』

①志此:清吴门德馨堂刻本作"忘言"。
②余方是否:其余的方正确与否。
③姑用置之:暂且置之不言。
④神仙聚宝丹:方见今之通行本《局方·卷之九·治妇人诸疾·淳祐新添方》中。
⑤被:遭受,蒙受。
⑥自非:如果不是。
⑦悔将何及:后悔将如何来得及!

⑧五积散：方见今之通行本《局方·卷之二·治伤寒》中。

⑨祸不旋踵：形容灾祸很快来临。踵，脚跟。不旋踵，来不及转身，比喻时间极为短暂。

⑩率尔：轻率貌。

『按语』

丹溪先生认为《局方》神仙聚宝丹，易"积温成热，香窜散气"；五积散易致"虚而又虚"。

『原文』

或曰：初产之妇，好血已亏，瘀血尚留，黑神散①非要药欤？

予曰：至哉坤元②！万物资生，理之常也。初产之妇，好血未必亏，污血未必积，脏腑必未寒，何以药为③？饮食起居，勤加调护，何病之有？诚有污血，体怯而寒，与之数贴，亦自简便。或有他病，当求病起何因，病在何经，气病治气，血病治血，寒者温之，热者清之，凝者行之，虚者补之，血多者止之。何用④海⑤制此方，不恤⑥无病生病。彼黑神散者，用干姜、当归之温热，黑豆之甘，熟地黄之微寒，以补血之虚；佐以炒蒲黄之甘，以防出血之多；芍药之酸寒，有收有散，以为⑦四药之助；官桂之大辛热，以行滞气、推凝血；和以甘草之缓。其为取用似乎精密，然驱逐与补益似难同方施治。设有性急者，形瘦者，本有怒火者，夏月坐蓐⑧者，时有火令，姜、桂皆为禁药，论语未达，之戒不知，谁执⑨其咎。

至于将护⑩之法，尤为悖⑪理。肉汁发阴经之火，易成内伤之病，先哲具有训戒，胡为⑫以羊、鸡浓汁作糜，而又常服当归丸、当归建中汤、四顺理中丸⑬，虽是滋补，悉犯桂、附、干姜僭⑭热之剂。脏腑无寒，何处消受？若夫⑭儿之初生，母腹顿宽，便啖鸡子，且吃火盐，不思鸡子难化，火盐发热，展转为病，医者不识，每指他证，率尔用药，宁不误人！余每见产妇之无疾者，必教以却去⑮黑神散与夫⑯鸡子、火盐、诸般肉食，且与⑰白粥将理，间以些少石首鲞⑱煮令甘淡食之，至半月以后，方与少肉，若鸡子亦须豁开淡煮，大能养胃却疾。

彼富贵之家，骄恣之妇，卒有白带、头风、气痛、膈满、痰逆、口干、经水不调、发脱、体热，皆是阳胜阴虚之病。天生血气，本自和平，曰胜曰虚，又焉知非此等谬妄有以启之耶！

『注释』

①黑神散：方见今之通行本《局方·卷之九·治妇人诸疾·绍兴续添方》中。

②至哉坤元：即"坤元至哉"。地的化育之德伟大啊！至，大。坤元，指地。

③何以药为：为什么用药呢？为，助词，表疑问或反诘。

④何用：为什么。

⑤海：比喻极多、极大。此指大量。

⑥不恤：不顾惜。

⑦以为：即"以之为"。把它作为。

⑧坐蓐：旧时妇女分娩时身下铺草，故称临产为"坐蓐"。蓐，草席，泛指所垫之物。

⑨执：拿，持。此指承担。

⑩将护：调养护理。

⑪悖：违背。

⑫胡为（wèi 未）：何为，为什么。

⑬以羊、鸡浓汁作糜……四顺理中丸：语出今之通行本《局方·卷之九·治妇人诸疾·产图·产后将护法》，方见《局方·卷之九·治妇人诸疾》中。

⑭若夫：至于。

⑮却去：此指停止。

⑯与夫：同那些。夫，那些。

⑰与：给予。

⑱石首鲞（xiǎng 响）：即"石首鱼鲞"。为石首鱼科动物大黄鱼或小黄鱼的干制品。鲞，剖开晾干的鱼。

『按语』

丹溪先生认为产后服《局方》黑神散当辨证，批评《局方》产后将护法之不当。

以上两个问答为本书的第七部分，主要是针对《局方·卷之九·治妇人诸疾》门而设。丹溪先生强调妇人以血为主，而《局方》不论是治病之方，还是将护之法，皆偏于燥热，易致耗血伤阴积热。他极力主张妇人重在调摄，有病当辨证施治，有是证用是药；无病不宜滥用热剂滋补，特别是产后将护宜用清淡养胃之品。

综观全书可见，丹溪先生是以《内经》理论及仲景学说、河间之学等为依据，对《局方》进行论辩和质疑。他并非全盘否定《局方》，而是力纠《局方》之弊端。他继承刘河间的火热论，倡"相火""阳有余阴不足"之论，反对《局方》的辛香燥热之偏。他主张师法仲景，强调辨证论治，反对《局方》理法方药脱节，以方俟证、据证检方。丹溪批评《局方》，更批评当时医学界滥用辛香燥热之品和不研求医理的社会习俗，其主旨在于阐述辨证论治精神。

附 录

《局方发挥》独特的诊疗理论研究

《局方发挥》乃元代著名医家朱震亨的代表作之一。

一、朱震亨的生平及著作

朱震亨(1281～1358年)，字彦修，元代著名医家。婺州义乌（今属浙江）人。世居今浙江省义乌市赤岸镇，其地有水名丹溪，学者尊其为丹溪翁。父系诗书传家，为当地望族，其母出身于诗礼世家。15岁父病故，家道中衰，母亲教子严而有恩。其自幼好学，每日记诵千余字的文章，跟从家乡的老师修习科举考试的功课，36岁从金华理学大师许谦习道德性命之学。"震亨三十岁时，因母之患脾疼，众工束手，由是有志于医，遂取《素问》读之，三年似有所得。又二年母氏之疾，以药而安"（《格致余论·自序》）。后因许谦卧病久，望其习医以疗疾，于是完全放弃考举子的学业，专心致力于医学。45岁受业于名医罗知悌，尽得其学。学成而归之初，家乡中拘泥于《和剂局方》的众医，听了朱丹溪的言论惊讶并且嘲笑，等到他治愈了许谦十余年的痼疾，众医皆心服口誉，数年间声名大噪，四方迎诊者无虚日。他不自满足，结合临床实践，进一步研究刘、张、李三家之说，并援理入医。他认为湿热相火，为病最多，提出"相火易动"和"阳常有余、阴常不足"等观点。主张节饮食、戒色欲，使阴平阳秘，益于养生。善用滋阴降火法，创大补阴丸、琼玉膏、越鞠丸等效方，为后世医家所重。自成一家之说，后世或称其学术派别为滋阴派，为金元四大家之一。

其门人甚众，以赵道震、赵以德、戴思恭、王履等著称。其子朱玉汝、侄朱嗣汜、孙朱文永、曾孙朱宗善，均以医名世。

其著述甚丰，有《局方发挥》《格致余论》《本草衍义补遗》。另有《素问纠略》《外科精要新论》《伤寒辨疑》《宋论》《风水问答》等，均佚。由其门人整理而成之医著有《丹溪心法》《丹溪手镜》《金匮钩玄》等。

二、朱丹溪学术思想产生的时代背景及历史渊源

1. 时代背景

宋金元时期虽然社会动荡变迁，但重视发展文官统治，大力培养、选拔人才，科技文化不断进步，经济繁荣。政府特别关注医药，为发展中医药采取了一系列措施，制定了一系列医事制度、法规，积极发展医学教育，大量选拔、培养专业人才。中外医药交流十分活跃，如大量输入香药，并广泛应用于临床，治疗脾胃虚寒、脾胃不和、湿困中焦、气滞血瘀、经络痹阻、中风阴闭等证，有很好的疗效。著名政治家范仲淹提出"不为良相，当为良医"，对文人影响甚大，儒医大量出现，提高了医学队伍的整体素质，推动了临床经验的总结和医学理论的发展。特别是宽松的学术环境，有利于医学创新。金元医家敢于疑古，认为运气古今有异，古方不能尽治今病，在继承总结前人经验的基础上，结合自己的临床实践，标新立异，提出许多新观点、新主张，出现了百家争鸣的局面，从而产生了至今仍对中医学影响甚大的众所周知的"金元四大家"，补充、完善了中医理论与临床各科，促进了医学的繁荣与发展。此外，这一时期盛行运气学说及其理学，许多医家运用理学的思维方式阐发中医基本理论，也对医学产生了巨大的影响。

朱丹溪习医是在元代统一后相对太平的年代，有良好的从事医学研究的社会环境；他又是弃儒学医，有深厚的儒学、理学功底。他生活的江南地区气候湿热、物产丰富，但人的体质比较弱，富者美食纵欲，相火亢盛，贫者郁火内生，皆易耗阴。而当时《和剂局方》盛行，"官府守之以为法，医门传之以为业，病者恃之以立命，世人习之以成俗"（《局方发挥》）。有滥用温燥、按图索骥的社会流弊。

2. 历史渊源

朱丹溪也曾昼夜研习《和剂局方》，不久感悟到：用古方来治今病，其势不能完全吻合。如果要确立治病的规矩、准绳，必须是《素问》《难经》等经典医书。于是他四处求学，听说罗知悌以医学著称，得金代名医刘完素之再传，又旁通张从正、李杲二家之说，于是登门拜师，竭尽虔诚，得以成为门生。罗知悌授给他刘完素、张子和、李东垣等金元大家之书，并以《内经》为宗旨阐发三家的深奥理论。朱丹溪学成而归后不以师授为满足，进一步研究发挥之。

朱丹溪认为诸火病自内生。相火虽为人生之动气，然易于妄动，煎熬真阴，且变化莫测。他以《内经》病机属火 5 条为纲，对相火妄动的病症进行了总结。以《素问·太阴阳明论》"阳者，天气也，主外；阴者，地气也，主内。故阳道实，阴道虚"，以及《素问·方盛衰论》"至阴虚，天气绝；至阳盛，地气不足"等为

立论基础，提出"人之一身，阴不足而阳有余"(《格致余论·序》)。同时又从《内经》中"年四十，而阴气自半也"和男子六十四岁精绝，女子四十九岁经绝，总结出阴精"难成易亏"的思想(《格致余论·阳有余阴不足论》)。

朱丹溪的学术思想是集金元医学、理学于一炉而有创新。他认为刘完素、张从正的推陈致新泻火之法有利于湿热相火为病，东垣补中益气之法有利于心肺脾胃之阳不能升举之人，但各有不足。于是综合三家之说，去其短而用其长，参以"太极"之理，《易》《礼》诸书之义，贯穿《内经》之言，创"相火"及"阳有余阴不足"诸论。

三、本书独特的诊疗理论经验

全书共分七部分，每部分大多设有绪论，继以问答形式展开论辩和质疑。

第一部分从"《和剂局方》之为书也"到"实为医道之幸"，主要阐明该书主旨。

在绪论中丹溪先生首先强调"医者意也"，医之关键在于随机应变，如果用不变之成方应对千变万化之病情，则犹如刻舟求剑、按图索骥。

在问答中丹溪先生的目的是强调人体的生理功能、病理变化千差万别、治疗各异；批评《局方》只在方后记述主治的证候、药物剂量、修制服用的方法，却不议论病因病机，是用一方通治诸病；赞扬仲景诸方为万世法，善用者用其法，"未尝全用其方"。

第二部分从"今世所谓风病"到"非吾之过论也"。

在绪论中丹溪先生指出由于《局方》用治风之药通治诸痿证，而造成世人将风病同诸痿证混淆。认为《素问·风论》所论的风是指外感。对《局方》至宝丹、灵宝丹所治病症逐一辨析，以见《局方》以一方通治且用药燥悍香窜的弊端。

在第一个问答中丹溪先生对《局方》在治风之外，又言神魂恍惚……诸痿等证悉皆治之，提出质疑，根据《素问·痿论》"五脏因肺热叶焦，发为痿躄"的理论，提出诸痿皆起于肺热，只宜补养。

在第二个问答中丹溪先生承上文论辩了瞀瘈等症皆属于火、舌本强等症皆属于土的道理，认为刘河间所言的风是指内伤热证，与《素问·痿论》所言诸痿生于热相合；批评《局方》将外感与内伤混同出治，为害不小。

在第三个问答中丹溪先生阐明泻火补水为治痿之大法，继承东垣治痿之经验：取黄柏为君，黄芪等补药为辅佐；同时强调临病要视其兼挟而灵活制方，并告诫患痿之人须淡薄食味。

在第四个问答中丹溪先生论辩了小续命汤、地仙丹用药之非。

综观第二部分，丹溪先生批评《局方》识证用药之非，提出岐伯、仲景、孙思邈所言之风属外感，刘河间所言之风指内伤热证，与《内经》痿证相合；他立足于河间火热论阐述中风病因病机，提出泻火补水为治痿之大法，并强调视其兼挟而灵活制方。

第三部分从"又观治气一门"到"故不用麻黄、干葛辈"。

在绪论中丹溪先生质疑《局方》：气病及呕吐、噎膈、吞酸、痰饮等明显是热证，他首先阐述其属热的机理，并以河间之说、《金匮》之文为据，指责《局方》之非。

在第一个问答中丹溪先生强调寒病必是身犯寒气、口得寒物，各种火热病是自内而作，气病多属热，属寒者十无一二。

在第二个问答中丹溪先生提出"若病人自言冷气从下而上者"，也属"火极似水，积热之甚"，并非真冷。

在第三个问答中丹溪先生首先提出人体水不胜火，气升火炎。进而说明用黑锡丹等重坠丹剂，治疗气上升之病，随手而效，其原因是"气郁为痰湿，丹性热燥，湿痰被劫，亦为暂开，所以清快"。然后指出丹药助火，"阴血愈耗，其升愈甚"。

在第四个问答中丹溪先生针对《局方》"丹药之坠，欲降而升"之弊，提出治疗气升之病的基本法则："投以辛凉，行以辛温，制伏肝邪。治以咸寒，佐以甘温，收以苦甘，和以甘淡"。

在第五个问答中丹溪先生首先论述吐酸的病机是津液郁积生热，并简介自己治疗吞酸的经验。

在第六个问答中丹溪先生认为：苏合香丸是性急轻窜之剂，用于气病与暴仆昏昧之人，易冲突经络，漂荡气血；草豆蔻散、缩脾饮用于夏月不妥。

在第七个问答中丹溪先生强调阴阳二字是相对而言，并列举阴虚而阳暴绝的救治之法。

在第八个问答中丹溪先生阐述了气之初病的原因和症状，分析了久服辛香燥热之剂产生的种种变证。认为气病之本是热，如果以寒论治，投以辛香燥热之剂，暂时得快；继则自气成积，自积为痰、为饮、为吞酸；继则痰挟瘀血，为痞、为痛、为呕吐、为噎、为膈。

在第九个问答中丹溪先生阐明《千金》诸方治噎膈反胃虽然也用姜、桂等剂，是借香热来行气之郁滞，其初始的治法与《局方》相同，但《千金》诸方都有大黄、石膏等清热泻火药为佐使，其最终的治法是不同的。

在第十个问答中丹溪先生分析了古方药物和噎病病机，并通过两则医案证明

"胃脘干槁"所致的噎膈须内观自养，医生要触类而长。

在第十一个问答中丹溪先生认为：古方治噎膈反胃言寒，是为当时患病者设，其人实因于寒；《局方》是泛编成书，使天下后世之人都以此为定法，而专用香热药，今人患噎膈反胃都是因痰气，又久服辛香燥热之剂而成热证，无寒证。

在第十二个问答中丹溪先生首先指出"脾肾有病，未必皆寒"，列举了《局方》中四十首温补脾肾之方，认为各方条下所云"舌苦""面黄"等症状都属热证。继则以《内经》"热伤脾""肾恶燥""热伤元气""用热远热"等言为理论依据，批驳《局方》用药之偏，强调治病求因，辨证施治。并引《金匮要略》诸条文，以见仲景与《局方》之不同。

在第十三个问答中丹溪先生指出仲景论伤寒而未及中寒，同时辨析了伤寒与中寒的不同。

在第十四个问答中丹溪先生分析了平胃散的用药及胃的生理特点，认为平胃散的功用在于泻有余之气而使胃平和，并非补养胃气之剂，不可常服。

在第十五个问答中丹溪先生论辩了调胃承气与平胃散的功用区别，认为平胃散治上焦湿，"以汗为效"。

在第十六个问答中丹溪先生进一步指出"湿在上，宜以微汗而解"。

综观第三部分，丹溪先生是以《内经》、河间说为理论根据，提出人体水不胜火，气升火炎，气病多属热，如果以寒论治，投以辛香燥热之剂，只是暂时得快，久服则自气成积，为痰饮、吞酸，继则痰挟瘀血，为痞、痛、呕吐、噎膈。即使是病人自言冷气上冲，也属"火极似水"。同时认为"脾肾有病，未必皆寒"。强调治病求因，辨证施治。

第四部分从"或曰：《局方》用药多是温补"，到"彼以积热、痼冷为叙方之篇目，其得失可知矣。"

在第一个问答中丹溪先生批评《局方》分积热、痼冷两门只列病目，不辨病因，不分时令、资禀，易使人据外证之寒热而用之，造成认假为真、以是为非的后果。

在第二个问答中丹溪先生指责《局方》治痼冷，见恶寒喜热的外证，一概用乌、附燥热之药治之，则如同抱薪救火，并用个人治疗真热假寒的医案以证之。

综观第四部分，丹溪先生指出了《局方》以积热、痼冷为篇目的弊端，赞扬治积热诸方之妙，强调火极似水，体现了以火热立论的学术思想。

第五部分从"泄痢一门"，到"若因其逼迫而用峻剂，岂不误人！"

在绪论中丹溪先生列举《局方》钟乳健脾丸等二十一方，均以热药为主，以涩药为佐使。认为泻有因风、有因湿、有杂合受邪，不能一概用涩热之剂。

在第一个问答中丹溪先生认为泻痢属热者多，属寒者少，《局方》只宜用于属寒者；里急后重（滞下）是"相火所为"。他总结了仲景的治法，无论下法、温法，未尝用涩热燥毒之剂。

在第二个问答中丹溪先生阐明仲景大承气汤的方义；辨驳《局方》用砒、丹、巴、硇毒热重滞之品行积垢，易致毒气残留，暗伤胃肠之气。

在第三个问答中丹溪先生以《局方》桃花丸与《金匮要略》桃花汤为例，说明仲景是根据病因病机来制定方剂，符合《内经》的圆机活法；《局方》是配制现成的丸散汤药来等待疾病，模仿不当。

在第四个问答中丹溪先生辨析了泄痢（利）与滞下（痢）之不同，并以三则医案来说明滞下虽有挟虚、挟寒者，但宜以补气养血为治，不宜用峻剂。

综观第五部分，丹溪先生辨析了泻利与滞下的病机，认为泻利热多寒少，滞下是"相火所为"，也有挟虚、挟寒者。泻利与滞下的区别在于有无里急后重。仲景与《局方》均将泻利与滞下混同论治，但仲景是"因病以制方"，且无论用下法、温法，未尝用涩热燥毒之剂；《局方》是"制药以俟病"，且一概用涩热之剂。

第六部分从"或曰：《局方·诸汤》"，到"并是嬉笑作罪。然乎？否乎？"

丹溪先生认为：《局方·诸汤》门的方剂偏于辛香甘，易于散气生热恋膈而致病，不可用以"平居无事，思患预防"。甚至时果汁煎熬的糖稀，"味虽甘美，性非中和"，久服也可致湿热之祸。

第七部分从"或曰：妇人一门"，到"又焉知非此等谬妄有以启之耶！"

在第一个问答中丹溪先生指出：《局方》神仙聚宝丹，易"积温成热，香窜散气"；五积散易致"虚而又虚"。

在第二个问答中丹溪先生告诫世人产后服《局方》黑神散当辨证，批评《局方》产后将护法之不当。

综观第七部分，丹溪先生强调妇人以血为主，而《局方》不论是治病之方，还是将护之法，皆偏于燥热，易致耗血伤阴积热。他极力主张妇人重在调摄，有病当辨证施治，有是证用是药；无病不宜滥用热剂滋补，特别是产后将护宜用清淡养胃之品。

四、该书中体现的学术思想特点及对后世的影响

1. 学术思想特点

《局方发挥》一书以《内经》理论及仲景学说、河间之学等为依据，针对《和

剂局方》辛香燥热之偏和据证检方之习，以问答形式进行论辩和质疑。

丹溪并非全盘否定《局方》，一是力纠其偏而不废其书，立足于河间火热论阐述病因病机及治法，倡"相火""阳有余阴不足"之论，反对《局方》的辛香燥热之偏；二是取其方而不拘其药，主张师法仲景，随证处方施治，灵活加减变化，反对《局方》理法方药脱节，以方俟证、据证检方。

丹溪批评《局方》，更批评当时医学界滥用辛香燥热之品和不研求医理的社会习俗，其主旨在于阐述滋阴派的学术观点和辨证论治的精神。

2. 对后世的影响

一是批判精神的影响，《局方》是宋政府组织编修的成药处方集，由宋至元已经盛行了两百多年，朱丹溪向因循守旧的陋习挑战，敢于言前人所未言，活跃了当时及以后的学术氛围。二是创新精神的影响，朱丹溪对《局方》在批判的基础上发挥之，其学术主张自成一家之言，理论联系实际，有丰富的临床经验支撑，不仅有效指导后世临床实践，同时对明清医学的发展起到了积极的促进作用。三是辨证论治精神的影响，"杂病主丹溪"之说在当时和明清时代广泛传诵，明清两代的温补学家亦进一步补充和发展了朱丹溪的学说。